Dr. med. Anke Diehlmann

Der Körper packt aus

Dr. med. Anke Diehlmann

Der Körper packt aus

www.dr-diehlmann.de

Printed in Germany
ISBN: 978-3-00-033762-8

Inhalt

Natur und Reflexe

Wir Menschen sind von Geburt an mit vielerlei Fähigkeiten und Schutzfunktionen ausgestattet, die uns gut durchs Leben bringen sollen. Manches reift bereits während des Säuglingsalters und der Kindheit aus und wieder andere Fähigkeiten können wir uns im Laufe des ganzen Lebens bis ins hohe Alter erwerben und aneignen. Der Mensch lernt eben nie aus. Dennoch ist er im Alter einem Abbauprozess unterworfen, der ihn am Ende des Lebens mitunter sehr hilfsbedürftig werden lässt, auch ohne dass Krankheiten ihn schwächen.

Von den angeborenen Fähigkeiten sind die Instinkte und Reflexe zu nennen, mit denen auch der Mensch zahlreich ausgerüstet wurde. Leider nutzen die wenigsten Erwachsenen dieses Potential, das die Natur uns mitgegeben hat. Sie hören nicht auf ihren Körper, selbst dann nicht, wenn er ihnen deutliche Signale gibt. Oder sie verstehen die Signale ihres Körpers nicht mehr; sie haben dann nicht die geringste Ahnung, was ihnen ihr Körper mitteilen möchte, wenn er seine Funktionen nicht mehr ausführen kann oder sich Krankheitssymptome eingestellt haben. Es stellt sich die Frage, wann und wie dieses wertvolle Potential verloren gegangen ist. Durch welche Einflüsse und Erziehungsmaßnahmen haben die meisten Menschen so früh gelernt, weniger und immer seltener auf ihren eigenen Körper und dessen Signale zu hören? Warum meinen die Erziehungsberechtigten so häufig, am besten zu wissen, was gut und richtig für ein Kind ist? Wenn ein Kind friert, sollte ihm eine Jacke angeboten werden. Viele Kinder werden gezwungen, eine Jacke anzuziehen, sobald der Erwachsene meint, das Kind könne bald frieren. Manchmal wehrt sich das Kind dann – eigentlich zu Recht! Allerdings wird dieses Verhalten nicht als logische Reaktion auf die momentane Außentemperatur sondern als Ungehorsam oder Trotz ausgelegt, was die Eltern wiederum meist sehr wütend macht. Besonders aggressiv werden Eltern, wenn das Kind zornig ist. Obwohl Zorn zunächst einmal eine ganz normale, gesunde Emotion auf Unverständnis und Willkür ist, verlieren die meisten Eltern hierbei völlig die Geduld. Sie erkennen nicht nur die Bedürfnisse des Kindes nicht, nein sie verstehen noch nicht einmal, dass das Kind gar keine andere Möglichkeit besitzt, auf die eigenen wichtigen Bedürfnisse hinzuweisen. Wie soll sich ein kleines Kind denn verständlich machen und mitteilen, v.a. wenn es aufgrund seines Alters der Sprache noch nicht mächtig ist? In Entspannungsphasen wie beispielsweise im Urlaub zeigen viele Eltern deutlich mehr Geduld und wundern sich, wie sich Probleme mit den Kindern wie von selbst lösen. Das Sauberwerden, das Essverhalten u.v.m. gestalten sich zu solchen Zeiten viel unkomplizierter, doch nicht weil das Kind ein anderes wäre. Es liegt einzig daran, dass die Eltern gelassener sind und dem Kind nicht ständig eine böse Absicht unterstellen.

Jedes Lebewesen ist mit Grundeigenschaften ausgestattet, die es ihm ermöglichen sollen, drohende Gefahren abzuwenden, sich ernähren und fortpflanzen zu können. Das Leben – und zwar jedes Leben – ist auf seinen Erhalt ausgerichtet. Dies betrifft jede Pflanze, jedes Tier und jeden Menschen. Die Natur setzt geschickt und auf vielfältige Weise Instinkte und Überlebensstrategien ein, damit sich die einzelne Art behaupten kann.

Wenn der Mensch geboren wird, ist er sehr verletzlich und extrem hilfsbedürftig. Der Säugling muss gewärmt, gepflegt, genährt und gesäubert werden. Diese Aufgaben müssen zunächst seine Eltern ganz und gar übernehmen. Aber auch ein Baby verfügt schon über erstaunliche Instinkte und Möglichkeiten, seine Bedürfnisse mitzuteilen. Ein Beispiel ist der gut ausgebildete ›Saugreflex‹. Ausgelöst wird diese angeborene Reflexbewegung durch Berührung der Lippen und der Zungenspitze. Dieser überlebenswichtige Reflex dient dem Säugling der Nahrungsaufnahme und kann bis gegen Ende des ersten Lebensjahres nachgewiesen werden.

Leider meinen viele Eltern, sie müssten die angeborenen Reflexe und Schutzmechanismen ihren Kindern abgewöhnen, wenn sie ihnen nicht gefallen oder sie sich dadurch gestört fühlen. Diese Manipulationen unter dem Vorwand einer gut gemeinten Erziehung sind nichts weiter als unsinnige Eingriffe in die Natur. Probleme sind vorprogrammiert. Betroffen sind Eltern, die selbst als Kinder ihre ureigenen Körperreaktionen nicht behalten durften. Normale, folgerichtige Antworten, selbst angeborene Reflexe waren nicht geduldet. Heute bemühen sich viele dieser Eltern um eine ehrliche Kommunikation mit ihren kleinen Kindern und verstehen nicht, weshalb sie ihnen nicht gelingt. Sie fühlen sich unfähig und leiden darunter. Weshalb sie nicht die Eltern sein können, die sie gerne sein möchten, können sie aber erst begreifen, wenn sie ihre eigene Kindheit reflektieren. Erst dann eröffnet sich ihnen die Möglichkeit anders zu handeln, als es die eigenen Eltern einst taten. Das Wissen um die Fehler und Schwächen in der eigenen Erziehung verhindert, dass sie die gleichen unbedacht weitergeben, wenn sie sich aufrichtig darum bemühen.

Die gefährliche Dynamik, wie selbst angeborene Reflexe durch Erziehung abgeschwächt und dadurch negativ beeinflusst werden, zeige ich an vergleichsweise harmlosen Ereignissen auf. Hierfür beschreibe ich zunächst eine Alltagsszene am Beispiel eines Mittagessens einer Mutter mit ihrer kleinen Tochter, die ich hier Monika nenne. Die Namen der betroffenen Personen in diesem Buch habe ich bis auf eine Ausnahme abgeändert. Das Vorkommnis selbst liegt lange Jahre zurück, stellt eher eine alltägliche Situation dar, nichts Außergewöhnliches. Die wenigsten würden hierin eine Kindesmisshandlung sehen. Und doch ist die zu Grunde liegende Dynamik erschreckend, wenn wir davon ausgehen, dass angeborene Reflexe von Natur aus gesehen sinnvoll sind.

Die kleine Monika greift an die heiße Pfanne, die die Mutter auf den Untersetzer direkt neben ihrem Teller abstellt und in der die leckeren Fischstäbchen brutzeln. Ein Schmerz durchzuckt sie. Im gleichen Moment – ist es eine Zehntel oder ist es eine Hundertstel Sekunde später? – zieht sie die Hand zurück. „Aua!“ Sie hat sich verbrannt und schüttelt ihre rechte Hand. Sie will sie kühlen. Der Luftzug tut gut. Erst jetzt realisiert sie:

Die Pfanne ist heiß und es tut richtig weh, sie anzufassen. Noch bevor sich ihr Verstand melden konnte, hat ihr Körper schon reagiert und sie vor weiterem Schaden, sprich Verbrennungsverletzungen bewahrt. Eine Träne kullert, aber der Schmerz lässt schon ein wenig nach. „Ui, ui, ui." Noch eine Träne kullert.

Monikas Körper hat – bevor sie das bewusst wahrnehmen konnte – mit einem Reflex reagiert. Diese Reflexreaktion funktioniert so unmittelbar, so schnell, schneller als wir es begreifen, schneller als wir denken können – übrigens nicht nur bei Kindern!

Was ist ein ›Reflex‹ im medizinischen Sinn? Es ist die unwillkürliche, rasche und gleichartige Reaktion des Körpers auf einen bestimmten Reiz, hier die zu heiße Temperatur. Der Sinn besteht hauptsächlich in der Schutzfunktion für den Organismus. Es gibt einfache und komplexe Reflexe, angeborene wie auch erworbene. Bei Letzteren handelt es sich um erlernte oder konditionierte Reflexe.

Bei diesem Reflex in Monikas Fall handelt es sich um einen ›Fremdreflex‹, bei dem das reizwahrnehmende Organ die Haut ist. Das Organ, das die Reflexantwort ausführt, ist der Bewegungsapparat, die Muskeln. Das beste Beispiel für einen Fremdreflex ist der ›Kornealreflex‹: Wenn die Hornhaut des Auges durch einen Luftzug o.ä. gereizt wird, wird das Augenlid automatisch, d.h. reflektorisch, geschlossen. Die Reizung erfolgt an einer Stelle des Körpers, die keine Muskeln hat und deshalb nicht selbst reagieren kann. Der Lidmuskel, der zum Schutz der Hornhaut die Bewegung ausführt, wurde nicht gereizt. Wenn der auslösende Reiz und die Reflexantwort in demselben Organ stattfinden, sprechen wir vom ›Eigenreflex‹. Das beste Beispiel für einen Eigenreflex ist der Kniereflex: Mit einem kurzen Schlag knapp unterhalb des Knies auf die Sehne des entspannten Muskels werden Dehnungsrezeptoren im Muskel angeregt und über eine Verschaltung im Rückenmark wird der gleiche Muskel zur Bewegung gebracht. Der Sinn solcher muskulärer Reflexe liegt darin, uns auch bei Stößen unseren aufrechten Gang zu ermöglichen. Ein Umweg über das Gehirn ist bei Eigenreflexen gar nicht nötig, bei Fremdreflexen dagegen schon, weil hier mehrere Organe betroffen sind. Fremdreflexe sind, im Gegensatz zu Eigenreflexen, deswegen habituierbar. ›Habituation‹ oder Gewöhnung bezeichnet eine einfache Form des Lernens. Sie setzt ein, sobald sich ein Reiz öfters wiederholt, der dem Körper aber als unbedeutend erscheint oder erscheinen soll. Die Reaktion auf den Reiz nimmt dann allmählich ab und erlischt eventuell ganz. Es handelt sich dabei quasi um eine erlernbare Verhaltensunterdrückung, die der Mensch auch bewusst und absichtlich einsetzen kann. Fehlt der Reiz später über einen längeren Zeitraum, stellt sich die Reaktionsbereitschaft wieder ein. Man müsste es dann wieder aufs Neue verlernen, was durchaus möglich ist.

Bei Monika mag es die kindliche Vorfreude auf die Fischstäbchen gewesen sein, die sie nach der Pfanne hat greifen lassen. Oft ist es Unkonzentriertheit oder einfach Unachtsamkeit –

jedenfalls so gut wie nie eine böse Absicht. Warum auch? Würde jemand ohne Not einen heißen Gegenstand absichtlich über die Schmerzgrenze hinaus anfassen, so wäre er doch eigentlich sehr dumm.

Es ist nicht wichtig, weshalb uns solche Dinge passieren. Sie passieren eben, immer wieder einmal, bei kleinen wie bei großen Leuten, bei Kindern wie bei Erwachsenen.

Erst vor ein paar Tagen habe ich mich an einem heißen Kuchenblech verbrannt, nicht tragisch, weil eben der o.g. Reflex funktionierte. Sofort habe ich, wie Monika damals, die Hand zurückgezogen, noch bevor ich bewusst begriffen hatte, was geschehen war. Auf diese Weise hat mich mein Körper einmal mehr vor Schlimmerem bewahrt – effizient, schnell, zuverlässig, nahezu genial. Dieser Vorfall vor ein paar Tagen, bei dem ich meinem Körper und seinen natürlichen Reflexen eigentlich nur dankbar war, brachte mir die Erinnerung an das Geschehen mit Monika und ihrer Mutter vor ca. 20 Jahren ins Gedächtnis, als ich sie besucht hatte und für ein Schwätzchen über die Mittagszeit eingeladen war.

Erziehung mit körperlicher Gewalt (Monika)

Wie bei Monika tat es auch bei mir noch eine Weile weh. Es ist nicht verwunderlich, dass Monika direkt nach dem Schutzreflex das Gesicht verzieht und weint. Natürlich tun die Finger weh. Ihr Körper meldet ihr, es war heiß, zu heiß für ihre empfindliche, zarte, junge Haut. Damit sie keinen größeren Schaden nimmt, reagierte ihr Körper so blitzschnell und folgerichtig – Schadensbegrenzung durch die Natur sozusagen. Jetzt weint das kleine Mädchen und schaut sich die leicht geröteten Finger an. Der Schmerz lässt schon nach. Es ist gar nicht mehr so schlimm und die Tränen kullern auch nicht mehr so stark. Alles passt und wäre noch einmal gut gegangen, wenn da nicht Monikas Mutter wäre. Meine Bekannte sitzt mir am Tisch gegenüber und ich sehe ihr an, sie fühlt sich schuldig, weil sie die Pfanne so nah an den Platz ihrer Tochter gestellt hat. Und jetzt kommt eine seltsame, aber weit verbreitete und typische Dynamik in Gang. Anstatt ihrer Tochter ehrlich beizustehen, sich die Finger anzuschauen und sie zu trösten, steigen Ärger und Wut in ihr hoch. Die eigenen leisen Schuldgefühle werden schnell beiseite geschoben und auf die Tochter abgeladen. Sie herrscht Monika an: „Kannst du nicht aufpassen? Die Pfanne kommt vom Herd; die ist doch heiß!“ In ihrer Wut gibt sie der Tochter einen Klaps auf die immer noch leicht geröteten Finger. Das tut weh! Monika schluchzt, ist aber sogleich still. Da weiß ich, dass dieser Klaps nicht der erste war. Das kleine Mädchen traut sich nicht zu weinen; vielleicht verärgert sie die Mutter sonst noch mehr? Sie unterdrückt Tränen und Schmerz. „Ist gar nicht so schlimm. Es tut gar nicht mehr weh", lügt sie, nur um die Mutter zu besänftigen, dass sie ihr nicht noch mehr antut.

In diesem Moment hasst sie sich, weil sie alles falsch macht – immer wieder aufs Neue. Sie hasst sich, weil sie ihre ach so liebe und fürsorgliche Mutter immer wieder so enttäuscht. Dass die mütterliche Reaktion mit Fürsorge nichts, aber auch gar nichts zu tun hat, kann sie nicht ahnen. Sie möchte alles tun, um der Mutter zu gefallen und übergeht dabei ihre eigenen Bedürfnisse vollkommen – wie so viele begabte Kinder, was Alice Miller in ihrem ersten Buch schon so treffend beschrieben hat.[1]

Und sie hasst in diesem Moment ihren Körper, der auch alles falsch macht – so wie sie selbst. Sie hasst ihren Körper, weil er so offensichtlich reagiert hat und dadurch erst die Aufmerksamkeit der Mutter auf sich gezogen hat. Es ist ihr so peinlich – auch vor mir. Sie leidet. Sie schämt sich und in ihrer Scham wünscht sie sich, sie hätte die Hand nicht so schnell zurückgezogen. Lieber wäre es ihr, sie hätte sich etwas mehr verbrannt. Sie verflucht ihre Körperreaktion. Welch große Verwirrung entsteht hierbei bei dem kleinen Kind! Irrigerweise erkennt sie nicht, kann sie nicht erkennen, dass ihr Körper sie schützen will, mehr als es ihre Mutter möchte, dass ihr Körper ihr ein guter und verlässlicher Freund ist, ein weitaus besserer Freund als ihre Mutter ihr je einer sein kann. Aber solche Gedankengänge sind einem Kind nicht möglich. In seiner kleinen Welt

[1] Alice Miller, *Das Drama des begabten Kindes*

verkörpert die Mutter das Gesetz, das nicht angezweifelt werden darf. Es verhält sich wie in einem totalitären Regime. Eine kritische Hinterfragung würde schließlich auch sofort abgestraft werden. Deswegen sind solche Bewertungen verboten; sie wären viel zu gefährlich für ein Kind. Dies spürt das Kind und hält sich an die herrschenden Gesetze in der Familie. Erst später als Erwachsener kann und darf man sich solche Wahrheiten eingestehen.

Im Augenblick verflucht sie ihren Körper und zieht dadurch nicht nur falsche, sondern auch sehr gefährliche Konsequenzen aus dem Vorfall. Sie lernt etwas Furchtbares: Sie nimmt sich vor, sich besser unter Kontrolle zu halten. Sie schämt sich immer noch. Und sie leidet.

Ihr Leid rührt schon lange nicht mehr daher, dass sie sich anfangs an der heißen Pfanne verbrannt hat, sondern das Leid kommt durch die Reaktion ihrer Mutter. Sie leidet nicht nur unter den unmittelbaren Folgen des Klapses, dessen körperlicher Schmerz schon vergangen ist, sondern sie leidet unter der Botschaft, den dieser Klaps ihr vermitteln soll: „Du hast etwas falsch gemacht; du bist es nicht wert, dass ich dich liebevoll umsorge und verstehe. Du hast mich enttäuscht, tief enttäuscht. Ich habe meine liebe Not mit dir."

Der Klaps von der Mutter nach Monikas Griff zur Pfanne war nicht nur völlig überflüssig und ohne jeden erzieherischen Wert; er war lieblos, irreführend, verwirrend und sogar gefährlich. Es handelte sich um reine Willkür!

Damals am Mittagstisch habe ich sicherlich nicht so eindeutig reagiert, wie ich es heute tun würde. Ich sagte in etwa: „Ach, lass sie doch! Monika war doch nur ein wenig kindlich vorschnell. Sie hat sich halt auf die Fischstäbchen gefreut.“ Damals kannte ich die Autorin Alice Miller noch nicht persönlich und mir selbst war noch lange nicht so klar, wie schädlich jedwede Gewalt an Kindern sein kann. Dennoch übernahm ich wohl die Funktion eines ›helfenden Zeugen‹ für die kleine Monika, wie sich später in der Therapie herausstellen sollte. Alice Miller verstand unter diesem Begriff einen Menschen, der einem misshandelten Kind beisteht, der ihm eine Alternative zeigt zu der Grausamkeit, die seinen Alltag bestimmt.

Bei den körperlichen Schmerzen durch die Verbrennung handelt es sich um eine direkte Abfolge, eine folgerichtige Konsequenz, die man weder beeinflussen noch sonstwie abändern kann. Die Natur tut alles, um den Schaden so gering wie möglich zu halten. Es geht dabei um eine gute Schutzfunktion, die das Unangenehme auf ein Minimum beschränkt. Wir können daraus lernen und merken uns ganz automatisch solche Auslöser für die Zukunft. Natürlich ist eine Unachtsamkeit hin und wieder im Leben nie völlig zu vermeiden. Der Natur geht es auch nicht um eine gesteigerte Ängstlichkeit oder dergleichen, sondern um einen angemessenen Umgang mit den Gefahren, die unser Leben, unsere Gesundheit und unsere Unversehrtheit bedrohen.

Schmerzen, die uns aufgrund von willkürlichem Verhalten zugefügt werden, haben eine völlig andere Wirkung. Wenn wir ausgeliefert sind, die Situation also nicht ändern können, lernen wir hierbei, den Aggressor gütig zu stimmen, uns anders zu verhalten und/oder – und das ist das Fatale an solchen Erziehungsmustern – wir versuchen, die Sache möglichst gut zu vertuschen oder zumindest zu verharmlosen. So lernt das kleine Kind sehr früh, dass es sein Denken und Tun nur entsprechend manipulieren muss, um der als richtig hingestellten, in Wahrheit aber nur willkürlichen Strafe der Eltern zu entgehen. Wenn diese Willkür als Erziehungsmaßnahme getarnt wird und Strafcharakter annimmt, ist ein offenes Auflehnen oder ein ehrliches Aufbegehren dagegen nicht möglich. Jedes Kind versucht sich durch Lügen, Mogeln und Verheimlichen zu retten. Dieses Muster, den Kindern einmal beigebracht, erhält sich bis weit ins Erwachsenenalter hinein, meist ein Leben lang bis zum Tode. Denn in jedem einst als Kind schlecht behandelten Erwachsenen schlummert die Angst dieses Kindes vor der Strafe seiner Eltern. Diese Angst kann sein ganzes Denken und Handeln bestimmen, ohne dass er dies weiß. Doch es muss nicht im Unbewussten bleiben. Lässt er die Erinnerung an die unterdrückten Gefühle zu und erlebt diese Zusammenhänge bewusst, so wird sich die Angst auflösen und er kann sich davon befreien. Leider wurde die Angst meist so früh geprägt und sitzt so tief, dass die wenigsten Erwachsenen sich trauen, ihre frühe Wahrheit anzuschauen.

Im Gegensatz zu der Schmerzreaktion von Monikas Körper auf die Verbrennung sind die erlittenen Schmerzen und Qualen durch die Sanktionen der Mutter keine unbedingt notwendige Folge ihres eigenen Tuns. Vielmehr hängt es von der Verfassung, von der Laune ihrer Mutter ab, wie die Strafe aussieht. Deswegen muss die Mutter gütig gestimmt werden und Monika lügt: „Es war gar nicht so schlimm. Ich habe gar nicht so fest an die heiße Pfanne gegriffen. Es ist schon vorbei." Dabei unterdrückt sie den restlichen Schmerz und gibt sich besonders fröhlich. Auf diese Weise wird auch aufgesetzte gute Laune und Affektiertheit erlernt. Im Stillen nimmt sie sich vor, ihren Reflex abzutrainieren; denn sie weiß, früher oder später passiert ihr dies wieder und sie wird sich verbrennen. Es ist ihr schon so oft passiert und sie ärgert sich, weil sie so deutlich reagiert hat. Und wirklich, Monika hat tatsächlich versucht, sich an heiße Gegenstände zu gewöhnen und den Reflex abzutrainieren. Sie überredete ihre Freundin Lisa, mit ihr zu üben. Leider sind aus diesen Kindertagen ein paar Narben an ihren Fingern zurückgeblieben. Erst in einem Therapiegespräch 15 Jahre später konnte sie den Zusammenhang begreifen und erkennen, was mit dem unschuldigen kleinen Mädchen gemacht worden war und zu welchen Handlungen sie sich in ihrer Angst und ihrem Leid hatte hinreißen lassen. Wenn ich als Therapeutin Gelegenheit zu einem Einblick in die Kindheit meiner Patienten hatte – sei es durch persönlichen Kontakt oder durch die ärztliche Kinderbetreuung in der Praxis – ist eine spätere Therapie besonders fruchtbar, dankbar und erfolgreich.

Die Schutzreflexe unseres Körpers abzutrainieren und sich an schädliche Reize gewöhnen zu wollen, ist natürlich großer Unsinn. Leider ist dies als sogenannte Mutprobe unter Jugendlichen weit verbreitet. Unsere Körperreaktion auf Reflexe abschwächen zu wollen und Schmerzen bis zum schier Unerträglichen aushalten zu können, ist selbstverständlich genauso unsinnig. Es ist dabei völlig unerheblich, um welche der sogenannten Spiele es sich handelt. Es ist irrelevant, ob es Spielchen sind, bei denen im Zug oder im Auto der Kopf hinaus gestreckt wird und erst vor dem nächsten Hindernis möglichst spät eingezogen wird, ob man versucht, seine Finger länger ins kochende Wasser halten zu können als der andere oder ob solange Alkohol konsumiert wird, bis man ins Koma fällt. Die Ursache und die Dynamik ist jedes Mal die gleiche: Von der elterlichen Willkür lernen Kinder, sich selbst und ihrem Körper Gewalt anzutun und eigene Schutzfunktionen abzutrainieren oder gänzlich auszuschalten – teilweise mit verheerenden Folgen nicht nur für den Einzelnen, sondern auch und gerade für unsere Gesellschaft. Es folgt nicht nur ein unnötiger Anstieg der Kosten im Gesundheitswesen, sondern die Gewalt an sich und anderen kann Kreise ziehen und brutale Gruppierungen hervorbringen. Mit den daraus resultierenden Gewalttaten solcher Gangs und Banden hat dann unsere Polizei zu tun, muss Anstifter, Haupt- und Nebentäter ermitteln.

Ob wir unseren Körper mögen, lieben, auf ihn achten und sorgsam mit ihm umgehen, hängt davon ab, was wir in früher Kindheit gelernt haben und wie unsere Eltern mit unserem Körper umgegangen sind. Es ist ein großer Unterschied, ob Eltern die Körpersignale ihres Kindes ernst nehmen und sich bemühen, diese zu verstehen, oder ob sie den Körpern ihrer Kinder absichtlich Schmerz zufügen.

Mit Erziehung oder Pädagogik hat ein Klaps nichts zu tun. Ein Kind lernt daraus etwas völlig anderes, als die Erzieher meinen. Monikas Mutter hätte auf keinen Fall schlagen dürfen. Auch ein kleiner Klaps zerstört Vertrauen und macht eine gute Beziehung zwischen den Menschen unmöglich. Wenn die Mutter meint, der kleinen Monika erklären zu müssen, weshalb die Pfanne heiß ist und dass es eine Weile dauert, bis sie abkühlt, so ist es gar kein Problem, dies dem Kind mitzuteilen – in einem normalen Ton, nicht vorwurfsvoll. Es ist nicht angebracht, der Tochter einen Vorwurf zu machen. Wozu sollen Vorhaltungen gut sein? Das Unglück war ohnehin schon passiert. Und falls sie sich selbst sehr erschreckt hat, als sich die Tochter weh getan hat, so kann sie auch ihre diesbezüglichen Gefühle mitteilen und zeigen, ohne jeden Vorwurf. Betroffenheit und Hilfe wären echte mitfühlende Reaktionen gewesen. Doch dazu sind die wenigsten Mütter fähig, wenn sie selbst als Kinder nicht fürsorglich behandelt worden waren und sich dessen nie bewusst wurden. Die früh erlernte Angst vor der elterlichen Strafe schlummert, beeinflusst das Tun und hindert am Leben so lange, wie sie unbewusst bleibt.

Viele Leute wenden ein, ein Klaps sei harmlos und könne doch wirklich nicht schaden. Das sehe ich anders. Warum soll er nicht schaden können? Nur, weil es noch viel schlimmere Misshandlungen gibt, die noch mehr Schaden anrichten können? Früher, in den 60er Jahren, hieß es auch noch, eine

Tracht Prügel schade nun wirklich nicht. Davon haben wir uns mittlerweile distanziert. Anfang des 20. Jahrhunderts wurde körperliche Züchtigung als Erziehungsmethode sogar offiziell empfohlen, was zu zwei verheerenden Kriegen führte, wie in dem Buch von Alice Miller über die Erziehung Adolf Hitlers[2] beschrieben wird.

Andere wenden ein, ein Klaps sei zwar nicht harmlos, aber nun auch wieder nicht ganz so schlimm, da gäbe es weitaus schrecklichere Misshandlungen. Da haben sie leider recht. Ein Klaps ist tatsächlich nicht so schlimm wie Hiebe oder heftiges Prügeln, Verbrennungsverletzungen oder Unterkühlung. Diese Misshandlungen sind ihrerseits auch nicht so schlimm wie das zu Tode Prügeln oder das Schütteln eines Säuglings mit Todesfolge. Selbstverständlich gibt es Unterschiede – vor allem in den direkten und auch indirekten Auswirkungen.

Ob ein Kind verstirbt oder später körperlich oder seelisch erkranken wird, hängt wiederum von weiteren Faktoren ab, wie beispielsweise Konstitution und Vorerkrankungen. Frühchen, d.h. zu früh geborene Kinder, sind z.B. anfälliger als ausgereifte Säuglinge. Ich meine allerdings, dass es an der Zeit ist, jedwede Gewalt an Kindern abzulehnen. Und darunter verstehe ich auch den einfachen Klaps oder den bösen Blick.

---

[2] Alice Miller, *Am Anfang war Erziehung*

Erziehung durch Blicke (Daniel)

Auch Blicke können so drohend und gezielt eingesetzt werden, dass sie sich hervorragend als manipulatives Erziehungsmittel eignen, wie viele Eltern glauben. Doch auch diese Mütter und Väter erreichen damit langfristig nicht ihr Erziehungsziel, sondern in etwa nur die gleichen Verwirrungen und Einschüchterungen wie andere mit handfester Gewalt.

Der kleine Daniel sitzt am Tisch und spielt eher mit seinen Pommes frites im Teller, als dass er sie auf seine Gabel spießt und in den Mund schiebt. Er ist müde und stützt seinen Kopf mit der linken Hand ab. Ihm gegenüber sitzt sein Vater und schaut ihn streng an; der kleine Junge sieht nicht hoch. Er spielt weiter mit seinen Pommes. Dann schaut er in Richtung Vater, aber an ihm vorbei. Er spürt deutlich die Verärgerung seines Vaters. Er kennt diesen Blick. Er muss ihn gar nicht direkt sehen. Doch sie sind im Restaurant. Daniel fühlt sich sicher. Er macht weiter. Hier wird ihm sein Vater nichts tun. Nur ihn anblicken, das muss er vermeiden. Insgeheim freut er sich ob seiner Macht. Er weiß genau, dass er sich nicht so verhält, wie sein Vater es gerne hätte. Aber hier im Schutz der vielen fremden Menschen kann er es wagen. Er fühlt sich stark. Es tut ihm gut, wenn sich sein Vater jetzt für ihn schämen muss. Das Restaurant ist gut besucht. Daniel fühlt sich sehr sicher. Diese Sicherheit, diese Überlegenheit über seinen Vater, ach, das fühlt sich zwar nicht unbedingt richtig, aber auf jeden Fall gut an.

Mit Daniel ist in der Erziehung schon zu viel schief gelaufen. Wie kann es sein, dass sich etwas gut anfühlt, bei dem man deutlich spürt, dass es nicht richtig ist? Diese Oppositionshaltung erlernt ein Kind, das ansonsten immer erniedrigt wird. Es kann sich nur dann als eigenes, existentes Wesen empfinden, wenn es sich endlich einmal in einer Situation befindet, in der es Macht über denjenigen Menschen hat, der es schon so oft gedemütigt hat. Daniels Macht geht aber nicht so weit, dass er den Vater anschauen könnte. Denn die Angst vor der Strafe sitzt viel zu tief. Dennoch reicht es für sein trotziges Benehmen. Und bei Daniel handelt es sich um Trotz. Dieser Trotz hat freilich seinen Grund. Daniel hat ihn erlernt. Die unfaire Bevormundung und die vielen Demütigungen, die er schon hinnehmen musste, entladen sich nun. Das Gefühl, endlich wer zu sein, fühlt sich dementsprechend gut an. Das ist verständlich. Es ist sogar ein wichtiges Gefühl für jedes Kind. Wenn die Eltern dieses Gefühl dem Kind nicht vermitteln können, ist es überlebenswichtig, dass es sich der kleine Junge selbst verschafft. Das Gefühl, eine Person mit eigenen Gedanken und Wünschen zu sein, ist für jeden notwendig, wenn auch nicht selbstverständlich.

Mitleid mit seinem Vater, dem es ja offensichtlich nicht gut geht, hat Daniel nicht. Das hat er nicht gelernt. Die Eltern hatten zu selten Mitleid mit ihrem Sohn, wenn er sich kindlich übermütig oder unbedacht verhalten hatte und dabei irgendetwas nicht so gut gelaufen war. Nein, Mitleid hat er selbst zu wenig erfahren, als dass er es hätte erlernen können. Einzig die Angst vor Strafe und die Angst vor dem Blick, der für diese

Strafe steht, hält ihn davon ab, sich noch weiter gegen den Vater aufzulehnen.

Wer mit Blicken erzieht, braucht sich nicht zu wundern, dass er völlig absurde Reaktionen im Kind heraufbeschwört. Eine davon ist eben die Reaktion, die dazu führt, dass sich etwas gut anfühlt, obwohl man spürt, dass es nicht richtig ist. Armer, verwirrter Daniel! Arme Eltern! Leichter wird der Umgang mit dem Kind dadurch sicherlich nicht.

Jetzt wird am Tisch nebenan bezahlt. Die Leute stehen auf, ziehen sich ihre Jacken an und werden gleich das Restaurant verlassen. Daniel wird automatisch unruhig. Er blickt ängstlich auf. Er schaut zum Vater hin. Da ist dieser Blick! Er hält den Atem an. Er setzt sich gerade hin und spießt die Pommes auf, die er Sekunden zuvor noch im Teller hin und her geschoben hat. Er schiebt sie in seinen Mund, der ganz trocken ist. Er kaut. Er schluckt, obwohl die Kehle wie zugeschnürt scheint. Endlich schaut der Vater befriedigt weg. Daniel atmet auf. Er sieht stur vor sich hin. Er fühlt sich schlecht. Ihm ist übel. Die Tränen unterdrückt er. Das hat er gut im Griff. Er isst weiter. Dabei kämpft er gegen die Übelkeit an. Er isst, ja er stopft geradezu die restlichen Pommes in den Mund. Zum Glück ist genug Ketchup dabei.

Im weiteren Verlauf des Abends ist nichts mehr passiert. Der Vater ist nicht böse geworden und Daniel hat sich nicht wieder unmanierlich oder sonst irgendwie daneben benommen. Der

Abend ist noch ganz gut verlaufen – ohne weitere Zwischenfälle.

Heute als Erwachsener denkt Daniel dennoch beklommen und traurig an jene Abende im Restaurant, als er mit seinen Eltern unterwegs war. An diesem Tag hatten sie den Geburtstag der Mutter nachgefeiert. Bis zu dieser konkreten Erinnerung war ihm gar nicht bewusst, dass er als kleiner Junge so reagiert hatte, dass er so sehr unter diesem Blick gelitten hatte. Er wusste nicht, dass dieser Blick ihn so beeinflusst hatte, dass er ein derart dressiertes Kind gewesen war. Er hatte die Restaurantbesuche stets als gelöst und locker in Erinnerung gehabt. Alles verlief viel friedlicher und harmonischer als zu Hause. Er meinte, sich wohl gefühlt zu haben.

Zum Teil stimmte dies ja auch, selbst wenn Herr Mayer, der erwachsene Daniel, nicht mehr wusste, weshalb er sich früher im Restaurant wohler fühlen konnte als zu Hause. Die Eltern waren hier häufig nachgiebiger, vermieden harsche Töne und zeigten gegenüber Bekannten manchmal Stolz auf ihren Sohn. Dies tat ihm gut und er fühlte sich oft ernster genommen als zu Hause, wenn er alleine mit ihnen war und den Eindruck hatte, er könne es ihnen nie recht machen. Da waren sie viel ungeduldiger und unzufriedener mit ihm. Die Beziehung mit seinen Eltern war leichter, wenn fremde Menschen in der Umgebung oder zumindest in Sichtweite waren.

Immer wenn Eltern im Beisein von Fremden weniger Strenge an den Tag legen und einen milderen Ton anschlagen, fühlt sich ein Kind wohler und sicherer. Dies ist verständlich und logisch. Das Kind baut ein unbewusstes Vertrauen zu fremden Personen auf, deren bloße Anwesenheit es ja vor der elterlichen Ungeduld schützt. Dieses Gefühl des Schutzes – wohlgemerkt vor elterlichen Übergriffen durch die bloße Anwesenheit von Fremden – ist verwirrend und gefährlich, aber für viele Kinder real. Solche Gefühle stellen sich von alleine ein und haben ihren Grund. Auch wenn Eltern bisweilen mit Erklärungen vor Unbekannten warnen und beim Kind dadurch Ängste auslösen, widerspricht dies oft den eigenen erlebten Erfahrungen, die das Kind gemacht hat.

Es ist schon sehr quer, wenn ein Kind sich unter fremden Menschen beschützter fühlt als alleine mit seinen Eltern. Vor allen Dingen ist es oft traurige Realität. Genauso unstimmig ist es, wenn jemand weiter isst, obwohl ihm übel ist. Übelkeit ist ein deutliches Signal des Körpers, auf Nahrungsaufnahme zu verzichten. Entweder muss sich der Magen-Darm-Trakt von einem Infekt oder Ähnlichem erholen oder die Stimmung ist zu gefährlich, zumindest nicht entspannt genug, als dass der Körper Nahrung zu sich nehmen möchte und das Gegessene hinterher angemessen verdauen könnte.

Übergewicht (Herr Mayer)

Es ist kein Wunder, dass Herr Mayer – seit er denken kann – unter Essstörungen litt und später übergewichtig wurde. Er musste früh lernen, gegen die Übelkeit anzukämpfen, die sich einstellte, wenn er bei unangenehmen Gerüchen den Appetit verlor oder bei Speisen, die seinen kindlichen Geschmack nun einmal nicht trafen.

Als kleiner Junge ist Daniel eher ein schlechter Esser. Die Mutter versucht ihn zum Essen zu überreden und beginnt irgendwann, ihn zu zwingen; sie verzweifelt schier. Daniel bleibt schmal, zierlich und untergewichtig. Meist hat er bei Tisch einfach keinen Appetit. Weshalb sich dies so verhält, wird nicht weiter hinterfragt.

Sogenannte „schlechte Esser" gibt es im Übrigen nur in unserer zivilisierten Wohlstandsgesellschaft. In Hungersnöten oder Kriegszeiten kennt man dieses Phänomen nicht. In der Not kommt auch keiner auf die Idee, einen anderen Menschen zum Essen zwingen zu wollen, wenn es so viele weitere in der unmittelbaren Nähe gibt, die zu wenig haben. Bei geschwächten oder kranken Mitmenschen bleibt es allenfalls beim Anbieten von Nahrung durch die Verteiler, die selbst Not leiden. Falls die Aufnahme aber verweigert wird, kommt es zur Weitergabe an die anderen. Wenn Nahrung eine Mangelware ist, muss zwingend eingeteilt und rationiert werden und es herrschen andere Gesetze. Heutzutage in der zivilisierten Welt haben wir diesbezüglich ganz andere Probleme. Essen bedeutet nicht mehr nur Nahrungsaufnahme zum Überleben. Noch nicht einmal der Genuss steht an oberer Stelle. Sonst würden die Eltern ja viel mehr auf die Essenswünsche ihrer Kinder eingehen, anstatt sie zu bevormunden, was, wie viel und zu welcher Zeit gegessen werden muss. Viele essen einfach aus Frustration, Langeweile oder als Ersatzbefriedigung für Bedürfnisse, die sie selbst nicht kennen, die sie sich nicht eingestehen wollen oder weil sie sich nicht in der Lage sehen, diese zu befriedigen. Sie übergehen die Rückmeldungen ihres Körpers über Sättigung und dergleichen vollkommen oder haben sich diese Gefühle systematisch abtrainiert. Der Körper stellt dann diese konkreten Signale ein. Dennoch meldet er sich, jetzt in verschlüsselter Form. Er kann sich äußern mit Verdauungsschwierigkeiten, Blähungen, Verstopfung, Übergewicht, Schlafstörungen u.v.m. Verstanden werden diese Ersatzsignale häufig allerdings nicht mehr. Selbst bei Unlust auf Nahrung, Übelkeit oder Völlegefühl verspüren fettleibige Menschen einen Drang zum Essen. Sie haben keine Ahnung, weshalb und wann sie sich dieses Verhalten angewöhnt haben.

Auch Herr Mayer wusste es lange Jahre nicht. Er dachte – wie so viele –, es liege an seinen Genen. Diese Erklärung ist einfach, bequem und sehr willkommen. Man muss oder kann gar nichts wirklich dagegen tun, weil es einem ja mit in die Wiege gelegt worden ist. Auch seine Eltern sind gut genährt, eigentlich fast die ganze Familie. Zweifel kamen ihm allerdings, als er Kinderbilder von sich sah, auf denen er sehr klein und schmal wirkte. Er fragte sich, warum seine genetische

Veranlagung erst später zugeschlagen haben sollte. Auf Nachfrage bestätigte ihm seine Mutter – und das stellte sich als großes Glück heraus –, dass er nicht essen wollte und sie ihn regelrecht zwingen musste. Er saß am Tisch und brachte manches Mal einfach keinen Bissen hinunter. Irgendwann hätten sie ihm aber beigebracht, dass am Tisch nicht gespielt sondern gegessen werde. Ein paar Male ein leichter Zwang und es hätte sich gebessert. Er fragte nach, wie dieser Zwang ausgesehen habe, bekam aber keine befriedigende Antwort mehr. So dauerte es noch ein paar Jahre, bis sich in der Therapie seine Erinnerung einstellte.

Der junge Daniel sitzt am Tisch. Er hat keinen Appetit, schon gar nicht auf das seltsam aussehende Zeug mit Nudeln, das seine Mutter gekocht hat. Doch er wagt es nicht, ihr das zu sagen. Sie scheint ohnehin genervt. In der Schule war er auch wieder gehänselt worden. Beim Heimkommen hatte die Mutter zwar gefragt, "Na, wie war dein Tag? Alles in Ordnung?". Noch bevor sie zu Ende gesprochen hatte, war sie in der Küche verschwunden. Eine ehrliche Antwort war weder vorgesehen, noch wurde sie erwartet. Er hatte irgendetwas gebrummt und wollte in sein Zimmer zu seiner Schokolade. Doch die Mutter hatte ihn gehindert und ins Esszimmer an den Tisch gesetzt. Da sitzt er nun und verspürt keinen Hunger und keinen Appetit. Er will alleine sein. In seinem Zimmer wäre er wirklich alleine und für sich gewesen. Hier am Tisch ist er allerdings auch alleine. Keiner interessiert sich für seinen Tag, seine Probleme. Er will sich auch gar nicht mitteilen. Er könnte es sowieso nicht. Aber er kann einfach nicht essen. Vater sitzt mit am Tisch. Die Stimmung ist noch angespannter als sonst. Daniel bohrt mit der Gabel in seinen Nudeln. „Heute wird aufgegessen. Und wenn du so langsam machst, bekommst du noch einen Nachschlag.“ Vater schaut ihn bei diesen Worten unmissverständlich an. Daniel spürt einen Kloß im Hals. Ihm wird schwindlig. So haben sich die Eltern bisher nicht verhalten. Irgendetwas ist anders, ernster, bedrohlicher …

Doch Daniel bringt keinen Bissen hinunter. Er hat sich den Mund voller Nudeln gestopft, aber er kann einfach nicht schlucken. Er kaut weiter darauf herum. „Iss!“ Vater wird wütend. Mutter beschwichtigt: „Daniel, komm schon. Iss halt auf! Und beeil dich ein bisschen dabei!“ Daniel schluckt den Brei aus zerkauten Nudeln hinunter. Er traut sich nicht aufzublicken. Er nimmt die nächste Gabel mit aufgespießten Nudeln in den Mund. Ihm wird schlecht. Wie ein Kloß sitzt es ihm im Hals. Die Kehle ist wie zugeschnürt. Er kann nicht schlucken. Er tut es trotzdem. Ihm wird noch schlechter. Er würgt. Der Vater guckt jetzt richtig böse, die Mutter sehr streng. Daniel weiß: Heute hat er keine andere Wahl; er muss den Teller leer essen. Und Daniel isst. Er zwingt einen Bissen nach dem anderen hinunter. Die Übelkeit wird schlimmer. Jetzt hat er Brechreiz. Er weint. „Was habe ich für einen verweichlichten Sohn? Stell dich nicht so an!“ Sein Vater brüllt. „Daniel, bitte! So schlimm ist das jetzt auch wieder nicht, wenn du mal essen sollst.“ Auch die Mutter zeigt ihm unerbittlich, dass er weiter essen muss. Er hat keine Chance …

Weiter zwingt er Nudel für Nudel und Fleischklößchen für Fleischklößchen hinab. Ihm ist so schlecht. Da erbricht er – in seinen Teller.

Entsetzt starren ihn beide Eltern an. „Du isst deinen Teller leer, egal was da drauf ist. So kommst du uns nicht durch, diesmal nicht!“ Vater hat einen roten Kopf. Die Mutter sagt gar nichts. Sie tupft seinen Mund mit einer Serviette ab, stellt ihm ein Glas Sprudel hin und meint kühl und emotionslos: „Naja, iss weiter, Daniel!“

Daniel isst weiter. Gegen die Übelkeit, gegen den Brechreiz ankämpfend isst er die Brocken auf seinem Teller weg. Es schmeckt scheußlich, säuerlich, ekelhaft. Dabei würgt er noch ein paar Mal, zwingt sich aber zu schlucken. Er kämpft gegen die Tränen, gegen den Brechreiz, gegen das Würgen an. Immer wieder kommt ihm das gerade Geschluckte wieder hoch. Er will es nicht aus dem Mund lassen. Das gelingt ihm nicht immer. Er will sich beherrschen. Auch das gelingt nicht immer. So zwingt er Schluck für Schluck hinunter, bis der Teller wirklich leer ist.

Er darf trotzdem noch nicht aufstehen. Er hilft mit, den Tisch abzuräumen und auch beim Abwasch. Er sagt kein Wort. Seine Hände gehorchen ihm. Er führt die Bewegungen beim Abtrocknen und Wegstellen des Geschirrs stereotyp aus. Dann darf er in sein Zimmer und bewegt sich zur Treppe. Hier endet seine Erinnerung.

Herr Mayer ist sich nicht sicher, ob sich dies nur ein einziges Mal ereignet hat oder ob es noch ein paar Male so gewesen war. Jedenfalls kann er sich erinnern, dass Übelkeit für ihn kein Grund mehr war, nicht weiter zu essen. Er hatte seinen Körper im Griff und aß hernach auch regelmäßig bei Tisch ordentlich mit. Der kleine Daniel war sogar stolz auf sich, auf seinen Körper, den er so gut zu beherrschen gelernt hatte.

Vater und Mutter waren sich einig, diese Maßnahme war notwendig gewesen.

Vordergründig hat sie auch ihren Zweck erfüllt. Daniel war kein schlechter Esser mehr. Dass damit seine Probleme richtig anfingen, können und wollen die Eltern bis heute nicht erkennen.

Viele Eltern spüren bei ihrer Gewaltanwendung, häufig auch schon bei der Androhung instinktiv, dass es nicht richtig ist. Doch weil sie in ihrer eigenen Kindheit selbst keine echte Zuwendung erfahren haben und den Schmerz hierüber nicht spüren wollen, ihn nicht zulassen, reagieren sie ohne Einfühlung in ihr Kind und üben die Gewalt weiter aus.

Weil sich ihr Verhalten dennoch nicht wirklich gut anfühlt, verteidigen sie es mit ihrem Verstand, es sei richtig und nötig gewesen. Sie reden sich selbst ihre schlechten Gefühle, auch ihre Schuldgefühle aus. Sie rechtfertigen und verharmlosen ihre Strenge. Je weniger sie sich in ihr gepeinigtes Kind einfühlen, desto besser geht es ihnen. Deswegen schützen sie sich davor und werden nur noch härter. So kommt es, dass viele

Eltern tatsächlich glauben, Gewalt, Strenge, Bevormundung und ein unnachgiebiges Reglement in der Erziehung seien nötig. Sie verdrängen ihre eigenen Schmerzen, sowohl die jetzigen als auch die früheren. Oft verdrängen sie auch die Gewaltexzesse selbst. Dadurch ist es möglich, dass viele Eltern tatsächlich nicht mehr wissen, was sie ihren Kindern angetan haben, weil sie auch dieses Wissen nicht zulassen wollen. Für die weitere Entwicklung des Kindes ist dies natürlich fatal.

Wie viele Mütter glaubte auch Daniels Mutter, sie habe richtig gehandelt, ihr Sohn habe seine Lektion jetzt gelernt und könne sich nun besser benehmen. Oberflächlich betrachtet stimmt dies auch. Um den Preis einer gesunden Entwicklung, d.h. um den Preis seiner Gesundheit, konnte sich Daniel durch diese Erfahrung zu vielem zwingen, Rückmeldungen seines Körper völlig übergehen und die Signale missachten – allein durch seine Willenskraft.

Dass es ursprünglich gar nicht sein eigener Wille war, gegen den Brechreiz anzuessen, verschleiert sich im Laufe der Zeit immer mehr. Ursprünglich war es nur der Wille seiner Eltern; diese Eltern haben auf den Willen und den Körper ihres Sohnes Zwang ausgeübt, bis dieser nachgegeben hat und damit ein Teil von ihm aufgegeben, kapituliert hat. Dass seine Eltern ihm den Willen, am liebsten nicht zu essen, gebrochen haben und seinen Körper bezwungen haben, wissen bald alle Beteiligten nicht mehr so genau. Bei solch elterlicher Machtausübung über den Körper ihres Kindes handelt es sich um keinen guten Machtgebrauch, sondern um Machtmissbrauch.

Dies hätte beinahe sein ganzes Leben zerstört. Es ist kein Wunder, dass später keine Diät dauerhaft helfen konnte, gegen sein Übergewicht anzukommen. Die Gründe für sein späteres Gewicht liegen nicht nur in der überhöhten Kalorienzufuhr an sich, sondern in den Umständen, die ihn dazu brachten, ohne Not und Hungergefühl Kalorien zuzuführen. Solange er keine Ahnung hat, wie und wann er dieses Verhalten erlernt hat, solange kann ihm auch keine Diät dauerhaft helfen.

In unserer zivilisierten Wohlstandsgesellschaft gibt es viele übergewichtige, auch fettleibige Patienten. Dies liegt nicht nur an dem Überangebot an Nahrungsmitteln zu erschwinglichen Preisen. Denn warum sollte ein gesunder Mensch über einen längeren Zeitraum regelmäßig mehr Kalorien zuführen als er verbraucht? Von Natur aus meldet der Körper den Sättigungsgrad und ist dieser erreicht, hört ein gesunder Mensch auf zu essen. Nur wenn die Rückmeldung von Appetit, Hungergefühl und Sättigung nicht mehr stimmt, gerät das Körpergewicht aus dem Lot. Solange der Zusammenhang mit den Bevormundungen der sogenannten Erziehungsmaßnahmen nicht gesehen wird, bleibt das Abnehmen richtig schwer. Da nützen die besten Diäten nichts! Sicherlich gibt es beim Ausmaß des Übergewichts große Unterschiede. Nicht jeder Adipöse, d.h. Übergewichtige, wiegt über 160 kg bei einer Körpergröße von 178 cm wie Herr Mayer. Aber glücklicherweise wurde auch nicht jeder in dieser Hinsicht so extrem misshandelt und musste sein Erbrochenes aufessen.

Leider gibt es auch noch extremere Formen der Kindesmisshandlung im Zusammenhang mit Essen. Ein solches Beispiel ist in dem Werk „Die Hölle mitten im Garten Eden"[3] beschrieben. Darin geht es um extreme sadistische rituelle Gewalt an Kindern hinter einer scheinbar heilen gutbürgerlichen Familienidylle. Die Geschichte der Protagonistin Frau Giesche zeigt aber deutlich die Möglichkeit, wie selbst extreme Kindesmisshandlungen später wieder ins Bewusstsein gelangen können und sich Krankheitssymptome auflösen, wenn die Schuldigen – die Eltern – eindeutig als Täter benannt werden dürfen und das ganze Ausmaß der schrecklichen Folterungen eingestanden und begriffen wird.

[3] KIGA, *Die Hölle mitten im Garten Eden* oder *Wie ich mir meine gestohlene Seele zurück holte*

Erziehung mit Todesfolge (Angelina)

Angelina ist der echte Name eines vierjährigen Mädchens aus Rheinland-Pfalz, welches anderthalb Tage nach einer Erziehungsmaßnahme am 25. März 2004 sterben musste, nachdem ihre Stiefmutter sie gezwungen hatte, einen versalzenen Pudding aufzuessen.

Das Mädchen wog nur 15 Kilo und sollte ihren Pudding essen. In den Gerichtsakten[4] steht: „Während [die Stiefmutter und Angeklagte] im Wohnzimmer damit beschäftigt war, den Säugling zu füttern, begab sich Angelina in die Küche und holte sich einen 200-Gramm-Becher Schokoladenpudding mit Sahne aus dem Kühlschrank. Ersichtlich um den Pudding zusätzlich zu süßen, wie sie es zuvor bei Erwachsenen im Umgang mit Joghurt beobachtet hatte, wollte sie Zucker darüber streuen, nahm stattdessen aber irrtümlich eine Salzpackung und rührte ca. 32 Gramm Kochsalz in die Süßspeise.

Gleich beim ersten Kosten bemerkte sie, dass der Pudding ungenießbar war, und ließ ihn stehen. Als nunmehr die Angeklagte in die Küche kam und die auf dem Boden liegende Salzpackung sowie den ungegessenen Pudding sah, stellte sie Angelina zur Rede, die ihr bedeutete, dass der Pudding „widerwärtig" schmeckte und sie ihn nicht essen wolle. Die Angeklagte wurde zornig. Obgleich sie richtig folgerte, dass das Mädchen versehentlich Salz in die Süßspeise eingerührt

[4] BGH, Urteil vom 16.3.2006 – 4 StR 536/05

hatte, veranlasste sie das sich sträubende Kind zu dessen Erziehung und Bestrafung, die Schokoladencreme vollständig auszulöffeln. [...] Wenig später klagte Angelina über Übelkeit und musste erbrechen; auch setzte bei ihr alsbald starker Durchfall ein. Als sich der Zustand des Kindes im Verlauf der nächsten halben Stunde zusehends verschlechterte und es schließlich kaum mehr Reaktionen zeigte, brachte die Angeklagte das Mädchen ins Krankenhaus, wo es um 17.30 Uhr bereits im komatösen Zustand eintraf. Dort wurde sogleich eine extreme Hypernatriämie (Kochsalzintoxikation) festgestellt. Trotz Notfallbehandlung verstarb das Mädchen 34 Stunden nach seiner Aufnahme."

Nach Feststellung des Bundesgerichtshofes (BGH) hat Angelina den Pudding nicht freiwillig gegessen. Das Urteil erging am 16. März 2006. Die BGH-Senatsvorsitzende Ingeborg Tepperwien des 4. Strafsenats sagte zum Umstand der erzwungenen Nahrungsaufnahme: „Es spricht viel dafür, dass die bloße Drohung nicht gereicht hat, sondern dass körperliche Gewalt nötig war." Die Strafkammer hatte die Wirkung von stark versalzenem Pudding im Selbstversuch getestet. Würgereiz und Brennen im Hals waren die Folge. Es war nicht möglich, den versalzenen Pudding zu sich zu nehmen.

Angelina musste ihn essen. Aber ihr kleiner Körper verkraftete die Dosis Salz nicht. 32 Gramm Kochsalz in einem 0,2-Liter-Becher Fertigpudding waren für das kleine Mädchen eine tödliche Dosis. Trotz sofortiger ärztlicher Behandlung erlag sie dem mit körperlicher Gewalt hineingezwungenen Pudding.

Sie hatte ihn nicht freiwillig gegessen. Ihre Not, ihr körperliches Leiden und ihr Todeskampf wurden nicht wahrgenommen. Erziehung und Strafe standen bei ihrer Stiefmutter über jedem Mitgefühl. Die vierjährige Angelina, die Tochter ihres Lebensgefährten, hatte keine Chance. Sie starb qualvoll.

Im Juli 2005 war die junge Mutter vom Landgericht Frankenthal zunächst wegen Körperverletzung zu 14 Monaten Haft auf Bewährung verurteilt worden. Die Großeltern hatten daraufhin in einem Brief an den BGH um eine härtere Strafe gebeten. Der BGH stufte die Tat als gefährliche Körperverletzung ein, beließ es aber bei der Strafhöhe, weil die Angeklagte kein Schuldvorwurf treffe: Sie hätte nicht von der tödlichen Wirkung des Salzes gewusst. Angelina sei dennoch nicht umsonst gestorben; zumindest würden durch den Fall die Gefahren von Kochsalz in der Bevölkerung bekannt.

Welch eine Verniedlichung des Problems! Nicht die Gefahr des Salzes muss der Bevölkerung mitgeteilt werden, sondern die Gefahr durch Gewalt in der Erziehung! Salz ist harmlos, wenn wir auf die Reaktionen unseres Körpers achten. Niemand, kein Mensch und kein Tier nimmt eine derart hohe Dosis an Salz freiwillig zu sich. Der Körper wehrt sich. Nur durch massiven Druck, durch Foltermethoden ist es möglich, diese ungenießbare, tödliche Nahrung in ein Lebewesen zu zwingen. Angelina hat sich ganz bestimmt mit all ihrer Kraft und allen ihr zur Verfügung stehenden Möglichkeiten gegen den Tod gewehrt. Sie wird geweint haben, gebettelt, geschrien. Sie hatte würgen müssen. Ihr Hals hat gebrannt. Sie konnte nicht schlucken. Sie wird sich gekrümmt haben vor Schmerzen. Sie wehrte sich – vergeblich!

So wird in unserer Gesellschaft die wahre Ursache dieses Todesfalls mit Hilfe des obersten Gerichts verschleiert. Mich ärgert nicht so sehr die Höhe des Strafmaßes oder die Bewährungsstrafe an sich, sondern die Begründung des BGH.

Magersucht (Anja)

Nicht nur die ›Adipositas‹, die Fettleibigkeit, kann eine Folge manipulierter Erziehungsmethoden sein. Bei jeder Form der Essstörung, beispielsweise auch der der Magersucht, sollten therapeutisch vorrangig die Erziehungsmethoden im Zusammenhang mit Essen und Ausscheiden betrachtet werden.

Im Gegensatz zu Herrn Mayer, dem als Kind beigebracht worden war, trotz Übelkeit und Unlust zu essen, hatte Frau Sommer als Kind gelernt, trotz Hungergefühl nicht zu essen.

Anja hatte Lust auf den Schokoriegel gehabt, den die Mutter in die Schublade gelegt hatte. Genüsslich schiebt sie das letzte Stück in den Mund und kaut. Hm, lecker schmeckt es. Da kommt die Mutter zur Tür herein und schaut sie böse an. „Der Schokoriegel war nicht für dich“, schimpft die Mutter sie an. Anja weint. Woher hätte sie das wissen sollen? Vielleicht beim nächsten Mal, aber dann wird ihr wieder etwas anderes passieren, das sie nicht bedenken kann mit ihren sechs Jahren. Als Strafe – das weiß sie schon – wird sie heute Abend ohne Abendbrot ins Bett gehen. Wie oft musste sie das schon!

Diese Art der Bestrafung haben sich die Eltern ausgedacht, weil sie erstens ihr Kind gut erziehen wollen und zweitens ihr Gewicht etwas korrigieren möchten. Anja wiegt acht Kilo zu viel, wie sie beim letzten Arztbesuch erfahren haben. Sie soll bald in die Schule kommen und wer möchte schon so eine pummelige Tochter auf dem Einschulungsfoto haben? Allerdings werden sie es bis zur Einschulung ohnehin nicht mehr schaffen, aus Anja ein einigermaßen schlankes Mädchen zu machen. Dennoch – sie ärgern sich über ihr Kind: zu dick, zu eigensinnig, zu dreckig, zu laut, zu nervig …

Dass eine gute Erziehung mit Strafe nichts zu tun hat, können und vor allem wollen sie nicht wissen. Sie wurden beide als kleine Kinder bestraft, und zwar – wie sie meinen – viel härter. Und sie glauben bis heute, es habe ihnen nicht geschadet, im Gegenteil: Diese harte Lektion habe sie zu den Menschen gemacht, die sie heute sind. Und das stimmt natürlich leider. Sie sind durch diese Erziehung hartherzig geworden, wissen heute nichts mehr über ihr eigenes Leid und ihre früheren Schmerzen und erkennen deswegen auch nicht die Not in den Augen ihres Kindes, wenn es weint.

Deshalb ist es wenig verwunderlich, dass, selbst wenn Anja am Abend großen Hunger hat und die Eltern bittet, ihr doch etwas zu geben, sie sich nicht erweichen lassen werden. Deswegen wird sie heute auch nicht betteln. Sie wird ihren Körper beherrschen. Auch den Vater, der ansonsten oft so lustig ist und viel Spaß mit ihr macht, zu bitten, wird nichts nützen. „Strafe muss sein!“ Das ist seine Devise und er wird der Mutter recht geben. Anja muss trotz Hunger alleine und traurig einschlafen und bis zum nächsten Morgen aushalten. Das wird sie auch. Inzwischen hat sie sich selbst beigebracht, ihren Körper derart zu kontrollieren, dass sie durch den leeren Bauch nicht von anderen Aktivitäten abgehalten wird. Sie hat gemerkt, dass sich bei ihr das Hungergefühl durch Sport und

Bewegung am besten unterdrücken lässt. Auch das Einschlafen mit Hunger fällt ihr dann nicht mehr so schwer.

Anders als bei hungernden Kindern aufgrund von Nahrungsmangel erfährt Anja keine Zuwendung, kein Mitgefühl in ihrer Not. Ihre Not geht ja sogar von ihren Eltern aus, die in ihrer Willkür meinen, sie müsse diese Strafe aushalten. Und Anja hält aus. Sie lernt das Hungergefühl zu unterdrücken, bis es ihr wirklich gar nicht mehr schwer fällt, sondern sich sogar eine gewisse Freude einstellt, den Hunger zu beherrschen, gegen ihren Körper anzukämpfen, ihn ihrem Willen zu unterwerfen. Sie treibt immer mehr Sport. Sie nimmt ab. Sie findet ihren dünnen Körper schön, je dürrer desto besser. Aus der Not des kleinen Kindes ist eine Krankheit geworden: ›Anorexia nervosa‹, die Magersucht.

Sie treibt noch übermäßigen Sport, als sie schon siebzehn ist und schon lange nicht mehr mit Essensentzug bestraft wird. An die Strafe von damals kann sie sich nicht mehr erinnern. Sie weiß noch, wie pummelig sie früher war. Wann genau sie abgenommen hat und immer weniger wog, weiß sie nicht genau. Irgendwann hat sie abnehmen wollen, immer weiter abnehmen. Sie findet sich nicht schön, obwohl sie schon mehr als nur schlank ist. Am Brustkorb sieht man schon die einzelnen Rippen. Sie zieht sich gerne aus und begutachtet sich im Spiegel. Und dann überkommt sie der Ehrgeiz und sie sagt sich, dieses oder jenes Fettpolster muss auch noch weg! Dann fastet sie. Sie hat gute Strategien entwickelt, wie sie es vermeiden kann, mit den Eltern zusammen zu essen oder wie sie es schafft, beim gemeinsamen Essen doch nur wenig zu sich zu nehmen. Die Eltern machen sich schon Sorgen, klar. Doch Anja will weiter an sich arbeiten. Ihren Körper zu beherrschen, gibt ihr ein so gutes Gefühl. Und sie ist ehrgeizig; ihre Schulnoten sind überdurchschnittlich gut. Ihren Körper zu bezwingen, beflügelt sie geradezu. Sie erbringt Höchstleistungen im Sport und in der Schule. Schade nur, dass es ihr in letzter Zeit schwerer fällt, sich zu konzentrieren, wenn sie sehr lange nichts gegessen hat. Manches Mal denkt sie in der einen oder anderen Schulstunde nur an Nahrung. Bald kann sie gar nicht mehr richtig aufpassen und dem Unterricht folgen.

Manchmal passiert es ihr, dass sie dann völlig unbeherrscht isst und isst und isst. Obwohl sie das nicht will, aber in solchen Momenten stopft sie geradezu alles in sich hinein. Dass sich ihr Körper mitteilen will, dass er Nahrung haben möchte, dass er essen will, lässt sie willentlich nicht zu. Das darf nicht sein. Sie versteht die Signale ihres Körpers schon lange nicht mehr. Nur ihr Wille zählt. Und der heißt: abnehmen. Dass ihr Körper nicht derart unterdrückt werden will, dass er schwächer wird, versteht sie nicht. Sie lässt es nicht gelten. Nach den Fressorgien erbricht sie sich regelmäßig. Sie fühlt sich schlecht, weil es einfach über sie gekommen ist und sie so zugeschlagen hat. Sie verabscheut geradezu ihre Fressattacken, die sie manchmal überkommen. Sie sieht sich deswegen als schwach und schlecht an. Uns erscheint das Verhalten ihres Körpers nur logisch: Wenn jemand lange nichts gegessen hat, ihm die Nahrung vorenthalten wurde, obwohl sie verfügbar war, stopft er sich eben voll. Warum sollte er es nicht tun? Vielleicht wird dem Körper ja schon bald wieder das Essen vorenthalten? Wer weiß? Er muss sich nehmen, was er jetzt bekommen kann. Der Körper reagiert auf seine klare, logische Weise. Der Körper lügt nicht. Seine Botschaft ist einfach, aber für viele Menschen unverständlich geworden. Seine Logik ist Anja genauso fremd geworden wie ein realistisches Selbstbild. Dass auch ihr Verstand langsamer arbeitet und sie sich nicht mehr gut konzentrieren kann, will sie nicht wahr haben. In der Schule gehören die guten Noten inzwischen der Vergangenheit an. Mit Mühe kann sie sich im Durchschnitt halten.

Von ihrem absichtlich herbeigeführten Erbrechen erzählt sie niemandem. Doch ihre Eltern schöpfen Verdacht und gehen mit ihr zum Arzt. Anja ist ganz unwohl dabei und spielt in der Sprechstunde die ganze Symptomatik herunter. Seltsamerweise merkt sie, wie auch die Mutter verharmlost und auf die Verdachtsdiagnose des Arztes Magersucht oder sogar ›Bulimie‹, die Ess-Brech-Sucht, eher verärgert und ablehnend reagiert. Anja tut es gut, dass ihre Mutter Partei für sie ergreift. Dennoch schickt der Arzt die beiden weiter zu einer kinder- und jugendpsychologischen Beratungsstelle und empfiehlt eine Familientherapie. Eindrücklich fordert er sie auf, das Phänomen, das Essverhalten und das Körpergewicht im Auge zu behalten. Danach passiert erst einmal lange Zeit gar nichts. Nur die Atmosphäre in der Familie ist angespannt und ungeduldig. Irgendwann wird es für alle schwer erträglich und die Mutter wendet sich wiederum hilfesuchend und inzwischen mit mehr Einsicht in die Krankheit ihrer Tochter an Beratungsstellen, Ärzte, Psychologen. Alle sagen in etwa das Gleiche und doch wollen sie es auf verschiedene Weise angehen. Anja möchte davon nichts wissen; sie wird richtig trotzig. Das wird auf ihre Pubertät geschoben. Und doch wird irgendwann mit einer Therapie angefangen, weitere folgen. Sie werden abgebrochen, weitergeführt und neu begonnen.

Die diversen Therapien, von den Eltern initiiert, helfen wenig. Anja wird dabei auf Verstandesebene beigebracht, dass und warum es wichtig ist, zuzunehmen. Sie versteht dies auch. Ihr Körper wird streng kontrolliert, untersucht, gewogen und vermessen. Sie erhält Infusionen als Kalorienersatz und zur Stabilisierung ihres Kreislaufs. Diese sind ihr zuwider. Auch auf ihre Gefühle gehen die Therapeuten ein. Geschickt spielt Anja ihnen einiges vor. Bei manchen Sitzungen kann sie sich allerdings auch öffnen und mitteilen. Die Anteilnahme tut ihr gut. Sie nimmt auch zu. Diese Sitzungen genießt sie. Sie lernt sich und ihre Reaktionsweise besser kennen. Doch die Thematik bleibt in der Gegenwart, den aktuellen Sorgen und Nöten, dem jetzigen Umgang mit den Eltern. Selten wird auch ihre Kindheit angesprochen. Anscheinend ist dies nicht nötig: Die Probleme bestehen ja jetzt. Ein richtiger Durchbruch, eine Heilung findet nicht statt.

Eine wirkliche Genesung bedeutet mehr als nur ein guter Umgang mit den Symptomen, deren Beherrschung und die Erlernung einer Alltagskompetenz. Eine echte Heilung ist natürlich nur möglich, wenn man zurück zu den Anfängen geht und diese Umstände schonungslos betrachten will. Doch wer sollte daran ein Interesse haben? Außer den Apellen von Alice Miller hört man in der Fachwelt wenig von echter Kindheitsaufarbeitung. Sehr viele Therapeutinnen und Therapeuten haben ihre eigene Kindheit nicht in diesem Sinne verarbeitet, schonen immer noch die eigenen Eltern und scheuen sich deswegen, die Übergriffe und Misshandlungen anderer Eltern deutlich zu benennen und konsequent als das stehen zu lassen, was es war: Kindesmisshandlung. Anja selbst kann schwierig eine Aufarbeitung angehen, da sie sich nicht oder wenig erinnert. Ihr wird auch kein Zusammenhang mit früher dargelegt. Die Ursache ihrer Krankheit bleibt im Dunkeln. Und ihre Eltern? Auch sie haben das Meiste verdrängt. Selbst wenn sie sich erinnern, an das Ein oder Andere, wie sollten sie mit den Schuldgefühlen umgehen? Das Aufkommen eines schlechten Gewissens wird meist erfolgreich abgewehrt … und alles weiter verdrängt. Schließlich kümmern sie sich ja; jeder sieht das. Und sie sind es auch, die sehr unter der ganzen Situation leiden. Von außen kommen immer wieder Anschuldigungen. Natürlich schauen Nachbarn und Verwandte die Eltern komisch an. Deswegen wenden sie sich bevorzugt an Therapeuten für ihre Tochter, die die Schuld von ihnen wegnehmen, damit sie in der Therapie mithelfen können. Sie wollen ja, dass es der Tochter besser geht. Andererseits können sie sich ihrer Verantwortung nicht stellen, weil sie sich eine Mitschuld nicht eingestehen möchten, und lehnen dementsprechend eine echte aufdeckende Therapie ab. Die meisten Eltern spüren, dass sie etwas gut zu machen haben, gestehen sich dies aber selten ehrlich ein. Es ist ein Teufelskreis, bei dem die Patientin auf der Strecke bleibt.

Leider sterben immer noch bis zu 15 % der anorektisch Erkrankten – entweder durch Komplikationen wie Herzstillstand oder Infektionen, oder aber durch Selbstmord. Ein Teil der überlebenden Patienten leidet zeitlebens an Langzeitfolgen wie Osteoporose oder Niereninsuffizienz. Bei der Magersucht handelt es sich um eine ernst zu nehmende, gefährliche Erkrankung, bei der eine falsch verstandene Schonung des Umfelds das Leben kosten kann.

In der Wissenschaft und Forschung wird heute für die Entstehung der Magersucht das Zusammenspiel einer Vererbungskomponente, gesellschaftliche Faktoren (Schlankheitsideal), individuelle Faktoren (Mangel an Selbstwertgefühl) und bestimmte familiäre Faktoren angenommen. Die Zwillingsforschung konnte eine familiäre Häufung der Erkrankung nachweisen, jedoch ist es nicht möglich, bestimmte Gene zu identifizieren, mit welchen eindeutig auch nur eine entsprechende ›Disposition‹ einhergehen würde, d.h. eine Anfälligkeit für die Ausbildung der Krankheit. Die Forschung konzentriert sich zurzeit besonders auf Gene, die im Zusammenhang mit dem sogenannten Neurotransmitter-System von Serotonin stehen. Der Serotoninhaushalt spielt bei vielen Erkrankungen eine Rolle: ADS, Parkinson … Warum also nicht auch bei Magersucht? Dass er eine Rolle spielt, mag zutreffen. Er kann natürlich auch eine Folge der Erkrankung sein. Zumindest habe ich aus meinen praktischen ärztlichen Erfahrungen diesen Eindruck. Die Ursache für eine Störung im Zusammenhang mit dem Gewebshormon Serotonin kann den Kindheitsforschungen von Alice Miller zufolge durchaus in den Kindheitstraumatisierungen liegen. Leider geht die Forschung hierüber nicht voran, sondern konzentriert sich auf die Gene. Dabei ist es unbestritten und wird in der medizinischen Literatur stets deutlich hervorgehoben: Ungünstige Voraussetzungen in den Herkunftsfamilien stehen in zentralem Zusammenhang für die Entwicklung einer Anorexie. Dabei werden vor allem eine geringe emotionale Unterstützung, wenig sozialer Kontakt, emotionale Kälte der Bezugspersonen, geringe oder nur bedingte Zuneigung und hohe Erwartungen der Eltern aufgezählt.

Hier muss die Therapie ansetzen, genau hier. Anja hatte Glück. Sie träumte von ihrer Bestrafung von früher und wie sie ihren Körper beherrschte und am Hungern geradezu Spaß hatte. Sie fand die Strafe absonderlich und glaubte ihrem Traum nicht. Beim Aufwachen befand sie sich bei einer Freundin, die schon aufgestanden war, und erzählte ihr diese seltsamen und skurrilen Dinge. Die Freundin nahm sie ernst. Trotzdem konnte Anja nicht ihrem Traum vertrauen; es erschien ihr zu absurd, dass ihre Eltern sie derart gequält haben sollten. Ja, hin und wieder waren sie schon grob zu ihr gewesen; häufig hatten sie sie einfach ignoriert. Sie hatte sich auch oft einsam gefühlt. Und doch waren sie für sie dagewesen, als sie krank war, als sie Schwierigkeiten mit einer Lehrerin hatte und so vieles mehr. Nein, sie hatte schon ganz gute Eltern. Doch die Freundin ließ nicht locker. Sie fragte nach und erzählte auch von ihren eigenen traurigen Zeiten von früher. Allmählich kamen bei Anja Erinnerungsbruchstücke, die sie am liebsten wegschieben wollte, aber jetzt nicht mehr konnte. Es war zu deutlich geworden.

In dieser Unsicherheit und diesem aufgelösten Zustand brauchte Anja – wie so viele Patienten – nur eine kleine weitere Bestätigung und sie konnte sich ihrer Vergangenheit stellen. Diese bekam sie bei einer banalen Erkältung in meiner Sprechstunde. Auf ihre einfache Frage, ob Eltern ihre Kinder krank machen können, antwortete ich ehrlich: „Manche Eltern bringen ihre Kinder auch um. Steht ja immer wieder einmal in den Zeitungen, ist zum Glück selten. Häufiger kommt es vor, dass Eltern wenig einfühlsam oder auch grausam sind und Kinder werden dann später krank.“ Anja weinte und erzählte.

Das war der erste Schritt, um gesund zu werden. Es folgten noch weitere Sitzungen, in denen sie ihre Eltern geradezu verdammte. Wut und Zorn kamen hoch. Und das kleine Kind Anja tat der mittlerweile jungen Frau so leid. Sie wollte am liebsten in die Vergangenheit eintauchen und dieses Kind trösten, ihm zu essen geben, es da weg holen …

Heute ist Frau Sommer gesund und stabil. Zu ihren Eltern hat sie sogar noch Kontakt, weiß aber, dass sie die Verursacher ihrer Krankheit waren. Sie hat sich vorgenommen, das nie zu vergessen. Warum sollte sie auch versuchen, an diesem Wissen etwas ändern zu wollen? Die Vergangenheit lässt sich nicht ändern. Wir können nur auf die Gegenwart Einfluss nehmen. Ihre Eltern können nicht ganz so gut damit umgehen. Manches Mal meiden sie lieber den Umgang mit ihrer Tochter, zumindest jedes Gespräch über die Vergangenheit. Zu einer Entschuldigung, einem Schuldeingeständnis oder dem Eingeständnis früheren Versagens sind sie leider nicht fähig. Eine echte herzliche Verbindung kam nicht mehr zustande.

Dabei geht es gar nicht um die Schuldfrage per se. Es geht um Ursachenfindung und Heilung. Dabei kann allerdings keine Rücksicht auf eventuelle unangenehme Schuldgefühle genommen werden.

Erziehung im Alltag

Eltern sind wie alle Menschen natürlich auch nicht perfekt. Doch darauf kommt es gar nicht an. Eltern sind Menschen. Umstände wie eigene Krankheiten, finanzielle Nöte und Ungeduld gegenüber den Kindern, aus welchem Grunde auch immer, kommen vor. Sie passieren einfach. Es geht bei der Elternschaft auch nicht darum, immer alles richtig machen zu müssen. Von Eltern Perfektion zu verlangen, ist Unsinn; aber Aufrichtigkeit können wir erwarten. Eltern sollten sich ehrlich eingestehen, dass jede Ignoranz oder Bevormundung ihrer Kinder, jeder Klaps und jede Strafe die eigene Unzulänglichkeit bedeutet. Die Gesellschaft sollte endlich aufhören, dies umzudeuten, zu verharmlosen oder in der Gewalt an Kindern – auch in der subtilen Gewalt – etwas Notwendiges oder gar Gutes zu sehen. Denn das ist es nicht. Jedes Unverständnis, jede Erniedrigung schadet. Deswegen darf es nie absichtlich geschehen.

Ich sage nicht, dass es niemals passieren darf, dass Eltern ihren Kindern weh tun. Nur darf es nie mit Absicht oder als Erziehungsmaßnahme geschehen! Im Leben tritt man manches Mal den Mitmenschen auf die Füße und merkt es vielleicht gar nicht. So ist es auch im Miteinander mit Kindern.

Eine Mutter telefoniert und erfährt, dass eine liebe Tante mit ihrem Hund zu Besuch kommen möchte. Diese freudige Nachricht will sie gleich ihrem Sohn mitteilen und dreht sich schnell in seine Richtung. Sie hatte nicht bemerkt, dass er direkt hinter ihr krabbelt und tritt auf seine zarten Finger. Er weint. Oje. Sie nimmt ihn hoch auf den Arm; sie tröstet ihn; sie streichelt ihm den Kopf; sie pustet auf die geröteten Finger. Er beruhigt sich, schluchzt noch einmal und pustet auch auf seine Finger. Dann lacht er.

Solche Verletzungen passieren im Alltag und im Leben nun einmal. Selbst größere Verletzungen sind aus Unachtsamkeit schon passiert. Natürlich sollte es nicht vorkommen und wir tun auch vieles, um solche häuslichen Unfälle zu vermeiden. Das Leben ist eben nicht ungefährlich. Und doch besteht ein großer Unterschied für ein Kind, ob es mit Absicht oder aus Versehen verletzt wird. Das Kind, dem versehentlich weh getan wird, wird hernach getröstet und bemitleidet. Darin besteht der große Unterschied zu dem Kind, das mit Absicht geschlagen und verletzt wurde. Es wird mit seinem Schmerz allein gelassen. Ihm wird sogar die Schuld dafür gegeben. Und es hat keine liebende Mutter mehr, die ihm in seinem Leid beisteht. Im Gegenteil: Die Mutter freut sich an seinem Schmerz und denkt, das geschehe ihm jetzt recht. Diese Abweisung wird sein Gefühlsleben prägen. Sie wird auch seine Einstellung zu seinem Körper verändern und sogar seinen Verstand vernebeln. Denn das Kind glaubt seiner Mutter, gibt sich die Schuld dafür und denkt, zur Liebe gehöre die Verletzung. Welch ein Unsinn! Leider glauben viele Menschen diesen Unsinn. Denn die meisten wurden ja auf diese oder eine ähnliche Weise erzogen. Sie haben es früh erlernt und nicht hinterfragt. Echte Liebe verletzt nie mit Absicht. Aber echte

Liebe ist selten, weil die wenigsten Menschen echte Liebe in ihrer Kindheit erfahren haben und deswegen auch nicht die Fähigkeit bekamen, sie zu erkennen, zu leben oder weiterzugeben. Aus diesen Gründen tun sich dann auch viele Eltern so schwer in der Erziehung ihrer Kinder. Und viele Pädagogen wissen meist ebenfalls keinen wirklichen Rat. Da ist dann die Rede von Erziehungskompetenz, die erlernt werden könne. Doch wer seine eigene Kindheit mit den früheren Verletzungen ausklammert und sie nicht sehen will, wird auch nicht fähig, seinem Kind ehrlich beizustehen. Die sogenannte Erziehungskompetenz meint häufig nur, bei Auseinandersetzungen unnachgiebig und/oder konsequent hart zu bleiben. Als ob ein kleines, liebesbedürftiges Kind ausgerechnet eine solche Härte und Unnachgiebigkeit bräuchte! Ein Kind braucht Nahrung, Wärme, Liebe, echte Zuwendung, Verständnis, Schutz und Beistand. Wirkliche Erziehungskompetenz heißt Empathie, Empathie und nochmals Empathie.

Heute dürfen wir dies erkennen, jeder für sich. Es macht keinen Sinn, die harten Erziehungsmethoden von früher zu verharmlosen oder gar zu verherrlichen. Wir dürfen heutzutage schonungslos damit aufräumen. Und dies sollten wir auch tun, wenn wir unseren Körper und dadurch auch unser ganzes Leben wieder besser verstehen wollen. Bevor wir die Mitteilungen unseres Körpers verstehen können, ist es notwendig, mit der Vergangenheit unserer Kindheit aufzuräumen. Ansonsten handelt es sich lediglich um Deutungen und Interpretationen, was uns unser Körper wohl mitteilen möchte. Meistens sind dies dann aber Fehlinterpretationen.

Unserem Körper, der von Natur aus darauf trainiert ist, sich sinnvoll mitzuteilen, wird dies leider nur allzu häufig durch die sogenannten Erziehungsmaßnahmen abgewöhnt. Trotz aller Verwirrungen teilt er sich dennoch weiterhin unermüdlich mit. Er kann gar nicht anders. Er wird nur nicht mehr verstanden.

Die Erziehung verhindert nicht, dass der Körper sich meldet und Symptome zeigt, aber sie verhindert das Verstehen dieser Signale. Wenn ein Kind lernen muss, gegen seinen Körper anzukämpfen, Symptome zu unterdrücken und seinen Körper entgegen seiner Mitteilungen zu anderem zu zwingen, wird es dem Kind nicht mehr möglich sein, die Signale richtig einzuordnen. Der Körper meldet sich jedoch weiterhin.

Jeder spätere Ratschlag, auf seinen Körper zu achten, wird ins Leere greifen. Wir können nicht auf uns Acht geben, wenn wir gar nicht wissen, was wirklich gut ist und was schädlich, weil wir in der Kindheit falsch darüber informiert wurden.

Diabetes mellitus

Der Körper teilt sich indessen immer weiter mit, irgendwann auch mit handfesten, körperlichen oder ›somatischen‹ Krankheiten.

Ein Beispiel hierfür kann die Entwicklung einer Zuckerkrankheit, des ›Diabetes mellitus‹ sein. Dabei handelt es sich um eine Stoffwechselkrankheit, bei der die Bauchspeicheldrüse nicht mehr genügend Insulin produziert, um die Zuckerkonzentration im Blut regulieren zu können.

Die Wissenschaftler und Autoren Nicole Günther, Peter Joraschky und Kerstin Weidner von der Technischen Universität Dresden (Medizinische Fakultät, Klinik und Poliklinik für Psychotherapie und Psychosomatik) veröffentlichten im Jahre 2007 eine Arbeit zum Thema „Essstörungen bei Diabetes mellitus“[5]. Darin stellen sie fest, dass beide Störungen häufig gemeinsam auftreten. Sie beschreiben, dass ein bisher unentdeckter Diabetes mellitus eine ähnliche Symptomatik aufweist wie eine Essstörung: Gewichtsverlust, Appetitlosigkeit, Phasen mit Heißhunger, allgemeine Leistungsminderung, Nachlassen von sexuellen Wünschen, d.h. der ›Libido‹ und auch der ›Potenz‹, der Zeugungsfähigkeit und bei Frauen eine ›Amenorrhö‹, ein Ausbleiben der Monatsblutung.

[5] Diabetes aktuell 2007; 5 (6): 247 Schwerpunkt

Unter jungen Diabetikerinnen befinden sich ›signifikant‹ (d.h. deutlich) mehr Patientinnen mit Essstörungen als in der Normalbevölkerung. Diese Verknüpfung ist für die Therapie des Diabetes mellitus von entscheidender Bedeutung. Denn nur durch Kenntnis dieser Zusammenhänge können Gefährdungen durch bewusste Diätmissachtung und absichtlicher Insulinüberdosierung vom behandelnden Arzt verstanden und verhindert werden.

Der ursächliche Zusammenhang zwischen der Erkrankung Diabetes mellitus und vorausgehender Essstörung ist bei übergewichtigen Patienten durch viele Publikationen belegt, denn wir wissen inzwischen, dass Diabetes mellitus auch als Folge von langjährigem Übergewicht auftreten kann.

Einer Langzeitstudie aus Australien[6] mit 2 200 Teilnehmern im Anfangsalter von 7 bis 15 Jahren zufolge steigt das Risiko Diabetiker zu werden mit zunehmendem Bauchumfang um das Fünf- bis Sechsfache an. Ende des Jahres 2010 wurden die Berechnungen der Ärzte um Dr. Michael Schmidt aus Hobart vorgestellt. Danach verdoppelt sich dieses Risiko für jede 10 cm Bauchumfang, die die Probandin oder der Proband als Kind oder Jugendlicher zu viel hat.

Wie ungünstig sich Übergewicht bei Kindern auf die körperliche Gesundheit auswirkt, zeigt auch eine Studie aus den USA, deren Ergebnisse im Oktober 2010 von Studienautor Dr.

---

6 Dr. Michael Schmidt, Hobart (mut), *Dick als Kind – Diabetes und Hypertonie als Erwachsener*

Wanzu Tu auf einer Konferenz in Washington[7] vorgestellt wurde. Je dicker die jungen Menschen am Anfang der Studie waren, desto höher war deren Blutdruck zehn Jahre später.

[7] Ärzte Zeitung, Ausgabe 189 vom 19.10.10

Körpersignale

Auch das Verstreichen vieler Jahre hindert den Körper nicht daran, sich zu melden und Symptome zu zeigen. Eine lange Zeitdauer verhindert natürlich das Verstehen dieser Signale oder macht es zumindest schwieriger.

Ein eindrucksvolles Beispiel hierfür findet sich auf der Homepage[8] von Alice Miller unter der Leserpost vom 15.01.2008. Hier schreibt eine Autorin mit den Initialen G.S.: „Liebe Alice Miller, vor etlichen Jahren entwickelte sich auf meinem Oberarm eine Stelle in der Größe eines Daumenabdrucks, die ich mir nicht erklären konnte. Manchmal juckte sie, machte aber ansonsten keine Beschwerden. Vorsorglich befragte ich einen Hautarzt. Er meinte, sie sei ungefährlich, er könne sie jedoch mittels einer Laserbehandlung entfernen. Dies lehnte ich ab. Irgendwann stand meine Mutter in meiner Tür, packte mich am Oberarm. Die Erinnerungen waren wieder da. So hatte sie mich immer gegriffen, um mich mit Hilfe eines Handfegers oder der bloßen Hand zu verprügeln. Innerhalb kurzer Zeit war die Stelle verschwunden."

Frau Miller antwortete auf ihrer Homepage: „Vielen Dank für Ihren Brief. Es freut mich, dass Sie die gute Erfahrung mit dem Körper schon gemacht haben, dass er Ihnen eine Erfahrung schenkte und Sie vom Symptom befreit hat. So können Sie ihm vertrauen [...]"

---

[8] www.alice-miller.com

Der Körper lügt nicht! In englischer Sprache heißt dies: The body never lies. Dies ist auch der, wie ich meine, gelungene Titel des Buches „Die Revolte des Körpers“[9] von Alice Miller in englischer Übersetzung.

Unser Körper teilt sich mit. Er kann gar nicht anders. Seine Botschaft – ob wir sie nun verstehen oder nicht – ist klar, einfach und folgerichtig. Missverständlich wird sie nur durch unsere verwirrende Erziehung und falsche Interpretationen.

Unser Körper ist der beste Freund, den man sich vorstellen kann. Er ist immer auf unserer Seite. Bedingungslos steht er zu uns. Er tut alles dafür, zu leben und gesund zu bleiben. Er zeigt uns, was er dazu braucht. Und wenn wir ihn ernst nehmen und auf ihn hören, hilft er uns, lange und gesund zu leben.

Er unternimmt nichts, was etwa anderen nützen und uns selbst schaden könnte – es sei denn, wir zwingen ihn willentlich dazu. Aber selbst dann versucht er sich zu wehren.

Viele Menschen mögen ihren Körper nicht. Das ist schade. Denn er meint es gut mit ihnen, selbst wenn er ein paar Makel haben sollte.

Wenn wir unseren Körper gut hegen und pflegen, ist er immer dankbar dafür. Er dankt es uns, wenn wir uns ausgewogen ernähren, mit einer guten Verdauung, mit einem passenden Körpergewicht und Leistungsbereitschaft. Wenn wir ausrei-

---

[9] Alice Miller, *Die Revolte des Körpers*

chend schlafen, dankt er es uns mit guter Laune und Vitalität am Morgen. Sorgen wir für einen guten Trainingszustand, belohnt er uns mit Aktivität und Tatendrang. Seine Unternehmungslust und sein Tatendrang erhöhen sich mit einem größeren Angebot an interessanten Reizen.

Wenn wir bei Anzeichen von Ermüdung für Entspannung sorgen, steigt unsere Konzentrationsfähigkeit wieder. Bewegung an frischer Luft lässt uns richtig durchatmen und wir sind generell weniger anfällig für jedwede Art von Krankheiten. Unsere Körperabwehr steigert sich mit einer ausgewogenen Abwechslung von Bewegung, Entspannung, Schlaf und Nahrungszufuhr.

Auch einzelne Organe danken uns für unsere Pflege. So haben wir eine sanftere und gleichzeitig robustere Haut, wenn wir unsere Körperhygiene ernst nehmen, uns waschen und bei Bedarf eincremen. Solange wir uns vor zu viel Sonneneinstrahlung hüten, bekommen wir auch keinen Sonnenbrand und haben ein deutlich geringeres Risiko, ein ›Melanom‹' (d.h. einen besondere Art Hautkrebs) zu entwickeln.

Im Idealfall ist es gar nicht nötig, uns dies alles extra vorzunehmen. Sind wir im Einklang mit unserem Körper erzogen worden, sind die genannten Verhaltensweisen Selbstläufer. Denn der Körper meldet sich, sobald er Bedürfnisse hat oder sobald etwas nicht so optimal läuft. Wer als Kind gelernt hat, auf die Signale seines Körpers zu hören und diese ernst zu nehmen, läuft keine Gefahr, sich gesundheitsschädlich zu verhalten. Er meidet auch Schadstoffe und Gifte, allen voran den übermäßigen Genuss von Alkohol. Bei einer ordentlichen Kindererziehung fällt es gar nicht schwer, auf sich selbst acht zu geben. Man macht es automatisch.

Wenn Eltern ihren Kindern von Anfang an Respekt entgegen bringen, auf sich und die Natur vertrauen und die Bedürfnisse nach Nahrung, Wärme, Schutz u.v.m. erfüllen, dürfen sich ihre Kinder wohl fühlen in ihren Körpern und verstehen deren Signale. Verletzungen, Schläge und Klapse sind da völlig kontraproduktiv.

Eine sinnvolle Körperrückmeldung kann nur funktionieren, wenn wir unseren Kindern deren Körpergefühl nicht abtrainieren, wenn wir sie nicht bevormunden und nicht meinen, es besser zu wissen.

Schmerzen (Frederike)

Viele Menschen spüren nicht, wenn sie sich Schaden zufügen. Oder sie übergehen auch die deutlichsten Signale. Wer zum Beispiel zu viel Alkohol konsumiert, dem wird früher oder später schlecht und übel. Trinkt er dann immer noch weiter, so wird er sich übergeben müssen. Warum hat er nicht rechtzeitig aufgehört? Ein weiteres Beispiel ist auch das Zuviel an Bewegung und Sport. Man kann es natürlich auch beim Bodybuilding übertreiben. Wer zu viel trainiert, bekommt Muskelschmerzen – und dies betrifft nicht etwa nur den Profisport, nein, wir betrachten jetzt den Freizeitbereich. Ganz häufig werden diese Schmerzen übergangen. Wenn es weh tut, fängt für viele das Training erst richtig an. Sie machen weiter und weiter, eventuell sogar mit zusätzlicher Zufuhr von Eiweißpräparaten oder medikamentöser Unterstützung.

Dabei sind die Schmerzen sinnvoll und folgerichtig. Der Körper meint es gut und sagt deutlich: stopp! Doch manch einer hat eine geradezu masochistische Freude an seinen Schmerzen.

Die Beispiele von Daniel Mayer und Anja Sommer zeigen, weshalb jemand seinen Körper nicht ernst nimmt, wo, wann und weshalb er dies erlernt hat.

Auch Frederike Faber lernte als kleines Mädchen, dass sie sich nicht selbst vertrauen kann, sondern dass ihre Eltern es besser wissen. Alles andere war mit Prügelstrafe bedroht.

Um 20:00 Uhr abends war Schlafenszeit. Eine Ausnahme gab es nicht. Doch welches Kind ist immer um die gleiche Uhrzeit müde? Jeder Tag ist anders. Frederike allerdings muss um Punkt 20:00 Uhr ins Bett und das Licht ausmachen. Die Unlust, die Neugier auf einen Film oder den Besuch, ja auch ein Durstgefühl hin und wieder müssen unterdrückt werden. Sie weiß schließlich aus Erfahrung, was ihr droht, sollte sie noch einmal ihr Zimmer verlassen. Sie lernt sich anzupassen und unterdrückt ihre Wünsche genauso wie ihre Bedürfnisse mit den dazugehörigen Körpersignalen.

Jeden Dienstag, wenn Frederike im Turnverein war und sich sportlich ausgelastet hat, wird sie am Nachmittag müde. Sie schläft dann ein. Der Vater weckt sie aber regelmäßig nach nur einer halben Stunde, damit sie abends um 20:00 Uhr wieder müde sein kann und pünktlich ins Bett kommt.

Auch beim Essen wird Frederike bevormundet. Wenn sie einmal weniger Appetit hat, muss der Teller dennoch aufgegessen werden. Später, wenn sie zwischendurch einmal Hunger bekommt, gibt es nichts! Die Nahrungsaufnahme ist völlig reglementiert. Die Eltern, v.a. der Vater, bestimmen, wann Frederike wie viel Hunger haben soll. Frederike wächst in totaler Bevormundung und mit viel Gewalt auf. Immer wieder erhält sie Schläge. Die Schmerzen erträgt sie. Weinen und Jammern nutzen nichts. Sie lernt, dass all die Demütigungen und die Schläge nur zu ihrem Besten geschehen – und dies glaubt sie noch Jahre später.

Die Schmerzen, eigentlich sinnvolle und wertvolle Signale einer Schädigung, werden völlig umgedeutet in positive Körperempfindungen, die in Zusammenhang mit Wohlwollen, ja sogar mit elterlicher Liebe gebracht werden. Welch ein Unsinn!

Doch Frederike kann diese Dynamik lange nicht durchschauen. Erst mit über vierzig Jahren wird es ihr möglich zu erkennen, was Liebe überhaupt ist.

Bis dahin ist für sie Liebe stets mit Gewalt und Schmerzen verbunden. Auch im sexuellen Bereich gehören für die junge Frau Faber Verletzungen zum körperlichen Liebesspiel dazu. Ohne Schmerzen findet bei ihr überhaupt keine Erregung statt. Zum Orgasmus kommt sie allerdings selten.

Vielen Frauen geht es ähnlich und viele meinen, das sei beim weiblichen Geschlecht normal. Gar nicht so selten wird berichtet, wie sich der Spaß am Sex bei einigen Frauen erst im reifen Alter einstellt. Weshalb er nicht früher möglich war, wird nicht wirklich hinterfragt. Denn selbstverständlich ist etwas erheblich schief gelaufen, wenn eine junge Frau sexuell nicht oder nur schwer stimuliert werden kann.

Die Natur ist auf Fortpflanzung bedacht und gerade in jungen Jahren ist die Erregbarkeit bei beiden Geschlechtern höher als in reiferen Jahren – vorausgesetzt, niemand hat den Kindern und Jugendlichen das ursprüngliche Körperempfinden abtrainiert.

Wie jedes Lebewesen auf äußere Reize adäquat reagiert, die Blumen bei Anbruch der Dunkelheit beispielsweise ihre Blüten schließen, um sie bei Anbruch des Morgens wieder zu öffnen, genauso verhält sich die Natur auch bei uns. Warum sollte der Mensch wesentlich anders funktionieren?

Wir sind weiterentwickelt und haben komplexere organische Vorgänge, aber sie alle sind sinnvoll und müssen nicht abgeändert werden durch Erziehungsmaßnahmen. Unser Körper meldet, wenn er Schaden nimmt; er signalisiert jede Einwirkung. Er ist unser bester Freund und ein verlässlicher Partner. Er dankt es jedem, der auf seine Warnungen hört, diese ernst nimmt und ihn insgesamt gut behandelt.

Das mag so klingen, als ob der Körper etwas Eigenes, gar Fremdes für uns wäre. Dem ist natürlich nicht so. Er gehört zum Menschen, ist ein Teil von ihm. Doch leider haben viele die Vorstellung, der Körper sei etwas Eigenständiges oder habe ein Eigenleben. Diese Gedankenwelt entspringt den Erfahrungen vieler Patienten, die in ihrer Kindheit ihrem Körper entfremdet wurden. In der Therapie kann es vorübergehend hilfreich sein, den Körper als eigenständig anzusehen. Es gibt Übungen, mit ihm wie mit einer anderen Person zu kommunizieren, mit ihm zu sprechen, ihm Fragen zu stellen, um ihn wieder kennenzulernen. Manch einer muss lernen, sich ernst zu nehmen, muss in sich hinein hören, um sich zu verstehen. Einige müssen erst in kleinen Schritten lernen, auf sich selbst zu hören, auf sich und die Mitteilungen ihres Körpers zu vertrauen.

Auch z.B. die Frage, ob und wie viel sportliche Betätigung gut für uns ist, wird von vielen zwar vernunftmäßig beantwortet, aber häufig nicht umgesetzt. Dabei ist Bewegung vorrangig etwas Körperliches. Warum also nicht in erster Linie auf den Körper hören? Denn ohne sportlichen Ausgleich kann ein Mensch bald schlapp, müde und leistungsschwach werden. Die Muskeln bauen ab, Fettewebe wird angesetzt und der Bewegungsablauf wird immer schwerer. Ein Wohlgefühl ist das nicht. Um dies zu erkennen, brauchen wir nicht unseren Verstand. Wir spüren es am eigenen Leib. Heutzutage bewegt sich manch einer kaum oder so gut wie gar nicht. Er ist froh, wenn er abends nach der Arbeit seine Ruhe hat. Dabei fällt ihm auch nicht auf, dass er seine frühere natürliche Freude an der Bewegung verloren hat. Deshalb kann er sich natürlich auch nicht die Frage stellen, warum, wann und durch welche Umstände er diese Freude verloren hat.

Was uns guttut, meldet unser Körper von alleine. Was für uns in der Kindheit wirklich gut war, konnten uns früher die Eltern nicht vorschreiben. Empathische Eltern können dies herausfinden, aber sie können es nicht bestimmen oder dirigieren. Genauso wenig können uns irgendwelche selbsternannten Experten in allgemeiner Form vorgeben, was für jeden Erwachsenen gut sein muss. Entsprechende Empfehlungen sind mit Vorsicht zu genießen, weil die Menschen sehr unterschiedliche und durchaus individuelle Bedürfnisse haben. Echte Experten beschreiben Zusammenhänge und geben Empfehlungen heraus, machen aber keine allgemeingültigen Vorgaben für jedermann.

Sektengefahr (Frau Faber)

Im mittleren Alter ist Frau Faber eine recht unselbstständige Frau, die lieber die Ansichten anderer übernimmt als sich selbst eine Meinung zu bilden. Sie ist leicht beeinflussbar. Im Beruf wird sie regelmäßig übergangen, wenn eine Prämie oder eine Beförderung ansteht. Da sie sich redlich müht, wird sie immer wieder frustriert. Eines Nachmittags gerät sie an eine Person aus einer sektenähnlichen Gemeinschaft. Sie fühlt sich angenommen und verstanden. Und bald ist sie von deren Thesen überzeugt. Doch die Wertschätzung hält nicht lange an. Immer häufiger wird sie eingebunden in unliebsame Aktionen, wird abgefragt und ausgehorcht. Es folgen Vorhaltungen, Vorwürfe und finanzielle Wünsche der Einrichtung. Sie bemüht sich, die an sie gestellten Vorgaben zu erfüllen, immer in der Sehnsucht nach Anerkennung. Hin und wieder wird ihr dies auch erfüllt, sie wird gelobt und weiter angespornt. Sie fühlt sich gut dabei. Selbst körperliche Misshandlungen wie Schlafentzug nimmt sie dankbar an und glaubt, es geschehe zu ihrem Wohl. Allerdings merkt sie auch nicht, dass sie sich finanziell überfordert. Zunächst leiht sie sich Geld von Freunden und auch von der Familie. Ausflüchte, wofür sie das Geld brauche, sind schnell gefunden. Stereotype Antworten wurden ihr von der Gemeinschaft beigebracht. Sie glaubt an die Regeln und Grundsätze dieser Einrichtung. Vor allem glaubt sie, dass es ihr guttut und dass alles nur zu ihrem Besten geschieht. Wenn jemand im Büro zu ihr sagt, dass sie schlecht aussehe und ob es ihr nicht gut gehe, reagiert sie misstrauisch. Sie argwöhnt, man wolle sie nur aus der Sekte locken und ihr schaden. Sie möchte ihren Beruf aufgeben und sich ganz dieser Gemeinschaft widmen. Sie nimmt sich zunächst ihren üppigen Resturlaub und beginnt nun, ihrerseits neue Mitglieder zu werben und sie auszuhorchen – alles im Sinne der Einrichtung und für einen höheren, guten Zweck. Doch da wacht sie auf; sie kann es nicht. Sie stürzt in furchtbare Konflikte. Irgendetwas in ihr sträubt sich dagegen, die anderen zu quälen, obwohl sie einsieht, dass es sein muss für das höhere Ziel der Selbstverwirklichung. Sie wird krank. Sie greift zum Alkohol. Sie trinkt nicht regelmäßig, aber doch problematisch. Im Rausch plaudert sie viel über diese Einrichtung. Damit wird sie zur Gefahr und von der Gemeinschaft ausgestoßen. Sie gehörte noch nicht zum inneren Zirkel der Mitglieder und kann fallen gelassen werden.

Es ist ihr Glück, dass sie bei ihrem alten Arbeitgeber noch nicht gekündigt hatte, für die Fehltage ein paar unbezahlte Urlaubstage nehmen kann und ansonsten wieder in ihrem Büro anfangen kann.

Sie versteht im Nachhinein nicht, wie sie den rigiden Vorgaben dieser Einrichtung folgen konnte. Sie hatte tatsächlich gemeint, der Schlafentzug helfe ihr, einen freien Kopf zu bekommen und ihre Probleme zu lösen. Dass sie nur müde und aggressiv wurde, erlebte sie als eigene Unzulänglichkeit, die bekämpft werden müsse. Sie hatte sich entmündigen lassen und geglaubt, dies sei eine Befreiung. Die entsprechenden leeren Worte und Floskeln hatte sie ohne Wenn und Aber übernommen. Ohne wirklich darüber nachzudenken, glaubte sie Sätzen wie: „Jeder Mensch besitzt ein unsterbliches Wesen, das durch Traumen beeinträchtigt wurde. Man muss sich von bösen Einflüssen reinigen, um zu höheren Ebenen des Daseins zu gelangen." Zur Durchführung waren einige Verhaltensvorschriften erlassen worden, die durch Androhung und ggf. Vollzug ungewöhnlich harter Erziehungsmaßnahmen durchgesetzt wurden. Den Widerspruch in den Vorgaben und deren Durchführung erkannte Frau Faber lange Zeit nicht. Diese Kombination aus gespielter Fürsorge und versteckter Ausbeutung kannte sie aus ihrer Kindheit und erzeugte in ihr eher ein vertrautes Gefühl.

Frau Faber hatte eine Tante als helfenden Zeugen in ihrer Kindheit. Diese hatte bei Besuchen immer wieder einmal Partei für das kleine Mädchen ergriffen und die Eltern im Beisein des Kindes aufgefordert, nicht so streng zu sein. Deshalb war es ihr möglich, dieses Spiel zu durchschauen. Viele Menschen, die niemals echte Liebe erfahren durften, haben nicht diese Fähigkeit, die Heuchelei ihrer Gurus zu durchschauen.

Auch wenn es für Frau Faber noch einmal glimpflich endete, für viele Mitmenschen geht es nicht so gut aus. Und sie merken nicht, weshalb sie unsinnige Vorgaben einhalten und andere Menschen dazu bringen, diese auch einzuhalten. Denn in einer Sekte geht es auch den sogenannten Oberen nicht gut. Auch sie geben all ihr Geld für diese Einrichtung aus und erhalten nur einen marginalen Gegenwert.

Blind oder zumindest unreflektiert auf selbsternannte Experten zu hören, bedeutet nichts anderes, als das in der Kindheit erlernte Muster weiter anzuwenden. Der Vater, Herr Faber, bevormundete die kleine Frederike so lange, bis sie selbst davon überzeugt war, die Schmerzen täten ihr gut und wären zu ihrem Besten. Zu gerne glaubt die erwachsene Frederike Faber später wie viele ihrer Leidensgenossen den Aussagen von Trainern und Höhergestellten, wenn es heißt, es sei richtig, ja notwendig, seinen Körper ohne Not zu quälen. Eine Ahnung, woher solche seltsamen Behauptungen herrühren, haben weder diejenigen, die sie aufstellen noch die, die sich daran halten wollen. Nur wer die Ursprünge betrachtet, nur wer erkennt, was er selbst als Kind glauben und lernen musste, hat die Chance, solche absurden Vorgaben zu durchschauen.

Die Empfehlung, sich selbst zu quälen, streng mit sich umzugehen, seine Bedürfnisse zu übergehen, ist weit verbreitet. Auf dieser Dynamik sind vielerlei Diäten, Ernährungsempfehlungen und die Forderung nach zu viel sportlicher Aktivität aufgebaut. Und meist sind sie mit dem Appell verbunden durchzuhalten, selbst wenn es schmerzt.

Solches Verhalten kann so weit gehen, bis der Patient die Signale seines Körpers überhaupt nicht mehr versteht und nicht mehr einordnen kann, selbst wenn er es möchte und sich darum bemüht. Er interpretiert dann dies und jenes, liegt aber meist völlig daneben. Wenn er zu oft alle Meldungen übergangen hat, ist ihm sein Körper so fremd geworden, dass er dessen Rückmeldungen nur noch falsch verstehen kann.

Die meisten Personen allerdings kümmern sich gar nicht um ihre Körpersignale. Sie wundern sich häufig, wenn es ihnen nicht gut geht oder wenn der Magen nach einem opulenten Mahl weh tut. Doch dafür gibt es ja Tabletten. Ihr Verhalten oder ihre Essgewohnheiten zu ändern, finden sie nicht angebracht. Ihr Verstand mag hin und wieder dazu appellieren; doch ist dies viel zu anstrengend. Für eine solche Mühe können sie sich nicht aufraffen. Woher diese Trägheit kommt, ahnen sie nicht. Denn in Wahrheit wäre nichts einfacher, naheliegender und erfolgreicher, als auf sich selbst zu hören. Schließlich müssen auch Medikamente besorgt, bezahlt und eingenommen werden. Es steckt eben mehr dahinter: die frühe Erziehung, die Prägung aus der Kindheit. Dass ihnen als kleines Kind beige-bracht wurde, die Rückmeldungen ihres Körpers systematisch zu umgehen, um sich den Wünschen und der Willkür ihrer Eltern unterwerfen zu können, wissen sie nicht mehr.

Komasaufen

Selbst viele Jugendliche, deren Kindheit noch gar nicht so lange zurückliegt, wissen es nicht mehr. Sie nehmen ihren Körper nicht ernst, vernachlässigen ihn, muten ihm zu viele Gifte zu und manchmal verfluchen sie ihn auch, wenn er nicht so funktioniert, wie sie sich dies wünschen.

Dieses Phänomen ist recht weit verbreitet und damit nicht mehr nur ein Problem des Einzelnen oder einiger Einzelner. Es ist inzwischen zu einem gesellschaftlichen Problem geworden.

Im Oktober 2010 wurde eine Studie der Leuphana Universität in Lüneburg über eine bundesweite Befragung für die Krankenkasse DAK bei mehr als 4 000 Jungen und Mädchen zwischen 10 und 18 Jahren veröffentlicht[10]. Das Ergebnis ist erschreckend. 43 Prozent der befragten Schüler betrinken sich mindestens einmal im Monat, ein Drittel dieser Schüler sogar dreimal und öfter. Mit diesem Betrinken ist ein Rauschtrinken gemeint, bei dem die Jugendlichen mindestens fünf Gläser Bier, Schnaps oder Mixgetränke konsumieren. Das durchschnittliche Einstiegsalter liegt bei 12 Jahren. Von den 15-Jährigen bekennt sich jeder Zweite zum monatlichen Rauschtrinken. Wenn wir bedenken, dass diese Altersgruppe laut

[10] Studie der Leuphana Universität Lüneburg, DAK, *Alkoholkonsum von Schülerinnen und Schülern. Konsumgewohnheiten und Einflussfaktoren*

Jugendschutzgesetz gar keinen Alkohol konsumieren dürfte, nutzt auch der Ruf nach einer strengeren Gesetzgebung nichts.

Bei den Jugendlichen ab 16 Jahren steigt der Anteil der Rauschtrinker auf mehr als 60 Prozent. Dieses Alkoholproblem unter Schülern ist an Gymnasien häufiger anzutreffen als an Haupt- und Realschulen. Ein Risikofaktor sei offenbar der erlebte Schulstress, erklärt die Projektmanagerin der Studie Silke Rupprecht. Mehr als nur ein Risikofaktor sei dies allerdings nicht. Die eigentliche Ursache sei damit nicht gefunden. Denn Rupprecht erklärt weiter, dass es an anderen Schultypen diesen Zusammenhang zwischen Alkoholkonsum und empfundener Stressbelastung nicht gebe. Hier würden andere Risikofaktoren wie Unzufriedenheit mit den eigenen schulischen Leistungen oder generelle Schul-Unlust zu deutlich höherem Alkoholkonsum führen.

Natürlich gibt es alle möglichen Risikofaktoren, die wir beachten können. Und selbstverständlich wird immer wieder der Ruf nach strengeren Gesetzen laut oder zumindest nach einem härteren Durchgreifen in der vorhandenen Gesetzeslage. Andere plädieren dafür, aufzuklären oder spezielle Hilfen anzubieten. Dies alles kann man sehr wohl diskutieren, auch einführen und sollte es wohl auch tun. Doch es ist und bleibt Makulatur. Denn all diese Maßnahmen werden an der eigentlichen Problematik nur wenig ändern. Solange wir keine echte Ursachenforschung betreiben, können wir das Problem nicht an der Wurzel packen.

Jedes Jahr verlieren wir in Deutschland etwa 200 junge Menschen durch das sogenannte Komasaufen. Es handelt sich um Jugendliche, teils um Kinder, die so viel Alkohol konsumieren, dass sie ins Koma fallen und nicht mehr zu retten sind – trotz intensivmedizinischer Behandlung nicht. Wann wachen wir endlich auf? Wann fragen wir uns, weshalb junge Menschen bis zur Bewusstlosigkeit trinken? Was treibt sie an? Weshalb haben sie keine natürlichen Schutzmechanismen mehr? Wo und wann haben sie gelernt, derart mit ihrem Körper umzugehen?

Führen wir uns doch einmal vor Augen, wie solch ein Komasaufen abläuft. Wir können für unsere Überlegungen absichtliche Vergiftungen und andere Fremdeinwirkung oder kriminelle Machenschaften außer Acht lassen. Wir gehen davon aus, dass der oder auch die Jugendliche freiwillig trinkt und trinkt und trinkt. Wenn wir von einem „ihm“ anstatt einer „ihr“ weiter sprechen, so geschieht das allein der Einfachheit halber. Heutzutage gibt es leider auch viele Mädchen, die am Komasaufen versterben.

Er weiß also sehr wohl, was er tut. Es ist nicht so, dass er um die Gefahr des Alkohols nicht Bescheid wüsste. Es geschieht freiwillig und bewusst.

Am Anfang mag es noch Spaß machen; es schmeckt; gute Laune ist dabei vorhanden. Solche oder ähnliche Situationen kennen wir alle und können sie gut verstehen. Wenn das junge Alter nicht wäre und die Gefahr der Gewohnheit nicht im

Raum stehen würde, wäre auch nichts dagegen einzuwenden – zunächst. Vielleicht ist die Atmosphäre auch nicht so sehr von guter Stimmung geprägt als vielmehr von einem Frustgefühl, das es zu betäuben gilt. Auch das wäre an sich noch nicht zu sehr bedenklich, wenn der Jugendliche beim Erreichen einer gewissen Gelassenheit oder eines Wohligkeitsgefühls damit zufrieden wäre. Dieses Verhalten wäre ja noch durchaus verständlich. Viele Erwachsene verhalten sich ähnlich und sind damit nicht gerade gute Vorbilder.

Doch es geht ja weiter. Der Jugendliche trinkt, bis der Alkohol nicht mehr schmeckt. Es handelt sich folglich nicht mehr um einen Genuss. Das kann auch sehr schnell geschehen, wenn nämlich ein Schnaps nach dem anderen hinunter gekippt wird, um den Alkoholpegel im Blut schnell in die Höhe zu treiben. Dass der Geschmack verloren geht, ist ein erster Hinweis des Körpers, dass es reicht. Die Geschmacksknospen der Nervenendigungen sind durch das Gift Alkohol betäubt. Ohne Genuss macht es eigentlich keinen Sinn mehr, noch weiter zu trinken. Wir wissen, dass es schädlich ist und haben keinen Wohlgeschmack oder sonstigen Vorteil davon. Warum sollten wir damit weiter machen?

Doch auch viele Erwachsene verhalten sich ähnlich. Wenn zum Beispiel jemand eine teure Flasche Wein eingekauft hat und sich darauf freut, trinkt er sie, auch wenn der Geschmack fürchterlich enttäuschend ist. Da ist aber der hohe Preis und überhaupt … Das einzig Vernünftige ist, diese Flasche in den

Ausguss zu kippen. Der Alkohol ist schädlich und der Wein schmeckt nicht. Wozu also trinken?

Obwohl der Körper den Vorteil eines angenehmen Geschmackes verweigert, trinkt der Jugendliche weiter. Irgendwann spürt er ein störendes Gefühl in der Magengegend. Meist sind es noch keine Schmerzen, eher ein Ziehen. Doch dieses Gefühl wird ignoriert. Der Körper versucht indes sich mitzuteilen. Das Ziehen wird stärker. Weshalb hört der Jugendliche jetzt immer noch nicht auf Alkohol zu konsumieren? Er trinkt erst recht weiter, so, als wolle er seinem Körper zeigen, wer der Stärkere, der Mächtigere ist. Dies ist nur möglich, wenn er früher schon lernen musste, sich selbst gegen die aufkommenden eigenen Warnungen zu bezwingen. Er begreift nicht, dass sein Körper auf seiner Seite ist, dass er ihn nur warnen möchte, dass er ihn vor Schaden bewahren und beschützen will. Die Symptome klingen deshalb auch nicht ab; sie verstärken sich.

Irgendwann wird ihm übel. Und das ist wirklich unangenehm. Ihm ist richtig schlecht. Spätestens jetzt würde ein psychisch Gesunder aufhören zu trinken. Doch unser Jugendlicher verhält sich anders. Er trinkt weiter – bis zum Erbrechen. Das ist ein ganz deutliches Zeichen seines Körpers, der versucht, auf diese Weise das Gift los zu werden. Der Jugendliche findet es einfach nur störend oder schade. Vielleicht macht er sogar Witze darüber. Jedenfalls versteht er nicht, was ihm sein Körper so überdeutlich mitzuteilen versucht.

Anstatt jetzt aufzuhören, nimmt er einen weiteren Schluck Alkohol und noch einen und noch einen. Vielleicht muss er sich noch einmal übergeben, was nun wirklich nicht schön ist. Trotzdem verhalten sich täglich etliche Jugendliche genau so. Sie trinken aller Körpersignale zum Trotz weiter. Was geschieht dann?

Unser Jugendlicher wird schläfrig. Doch er gibt nicht nach. Er hält sich wach. Er will nicht schlafen. Er will weitertrinken. Würde er jetzt nachgeben, könnte er seinen Rausch noch ausschlafen ohne dass ihm viel passiert. Doch er will nicht. Mit Schnaps oder auch mit Cocktails gelingt ihm der Kampf gegen sich selbst besser als mit Bier. Er wehrt sich also gegen die Müdigkeit und trinkt noch einmal. Da sein Alkoholpegel stetig angestiegen ist, kann er sich ab einem gewissen Zeitpunkt nicht mehr wach halten. Er fällt ins Koma.

Was geschieht im Koma? Der Körper hat den Jugendlichen endgültig zu einer Auszeit gezwungen und arbeitet auf Hochtouren. Die Leber ist hochaktiv; sie versucht, das Gift abzubauen und den Alkoholgehalt im Blut zu senken. Der Kreislauf versucht durch Zentralisierung, die lebenswichtigen Organe mit Sauerstoff zu versorgen. Dadurch kühlt der Patient aus. Bei kalter Witterung ist dadurch sogar ein Erfrieren möglich. Auch daran sterben unsere jungen Leute.

Wenn der Jugendliche Glück hat, schafft seine Leber den Alkoholabbau und eine Entgiftung, ohne dass er Schaden nimmt. Er selbst kann willentlich nichts mehr zu seiner Rettung beitragen.

Wenn er großes Glück hat, befindet sich irgendjemand in der Nähe, der sich um ihn kümmert, der einen Notruf absetzt und veranlasst, dass er rechtzeitig in ein Krankenhaus eingeliefert wird. Er ist auf fremde Hilfe angewiesen.

Viele haben dieses Glück nicht – genauer gesagt ca. 200 Jugendliche im Jahr bei uns in Deutschland. Sie sterben.

Wie das Statistische Bundesamt in Wiesbaden Anfang 2011 mitteilte, hat die Zahl der jungen Komasäufer in Deutschland weiter zugenommen. Im Jahr 2009 landeten 26 400 Menschen im Alter zwischen 10 und 20 Jahren mit Alkoholvergiftungen im Krankenhaus, ein Anstieg um 2,8 Prozent gegenüber 2008.

Wenn wir uns diese Dynamik vor Augen halten, ist es absurd, den Schulstress, Liebeskummer oder eine allgemeine Unzufriedenheit als Ursache für maßloses Trinken anzuführen. Einen Schwips mag man sich antrinken, wenn es einem schlecht geht. Zum Rauschtrinken oder gar zum Komasaufen gehört jedoch mehr. Es passiert nämlich nicht einfach so; vielmehr handelt es sich um einen anstrengenden Kampf gegen den eigenen Körper. Und dieser Kampf findet nicht zum ersten Mal statt. Er wurde erlernt. Meist haben es einem die eigenen Eltern beigebracht, sich gegen sich selbst zu beherrschen und seinen Körper in die Knie zu zwingen. Dieses Verhalten – nur ohne Alkohol im Spiel – wurde derart konsequent antrainiert, dass es niemandem mehr auffällt und den

Beteiligten nicht mehr bewusst ist. Es handelt sich dennoch um den gleichen Mechanismus. Die Beispiele des Daniel Mayer, der Anja Sommer, der Frederike Faber – und wie sie alle heißen mögen im echten Leben – sprechen für sich.

Die eigenen Eltern haben diese unheilvolle Erfahrung ihren Kindern mitgegeben. Leider! Natürlich sind Eltern nie perfekt. Wir wollen die Eltern aber auch nicht entschuldigen. Sie haben viel Unheil angerichtet. Es geht auch nicht darum, Eltern anzuklagen, zur Rechenschaft zu ziehen oder dafür zu bestrafen. Sehr wohl geht es aber darum, diese Dynamik aufzudecken, zu durchschauen und endlich zu verändern.

Bedürfnisse und Wünsche

Eltern können und sollen ihren Kindern gar nicht alle Wünsche erfüllen. Wohl aber müssen sie deren notwendige Bedürfnisse erkennen und befriedigen. Wichtige Bedürfnisse müssen erfüllt werden; lebenswichtige Bedürfnisse müssen unbedingt und ohne Aufschub erfüllt werden, andernfalls versterben die Kleinen sofort.

Wünsche hingegen müssen nicht unbedingt, können aber sehr wohl erfüllt werden. Es schadet dem Kind nicht, wenn Eltern ihm eine Freude machen. Es beeinträchtigt das Kind auf der anderen Seite aber auch nicht, wenn es einmal seine Wünsche zurückstellen muss. Voraussetzung hierfür ist allerdings, dass es ohne Willkür, Schikane oder sonstige Manipulationen geschieht.

Werden wichtige Erfordernisse oder Notwendigkeiten des Kindes zurückgestellt, schadet dies immer. Beispielsweise das körperliche Bedürfnis nach einer Jacke oder einer Decke bei niedrigen Temperaturen muss erfüllt werden. Ansonsten erkrankt das Kind an einem Infekt. Es nutzt auch wenig, diese Forderung erst später zu erbringen, etwa nach einem Tag oder einer Stunde des Frierens. Dann kann es sein, dass das Kind schon Fieber hat.

Ein weiteres, ganz wichtiges Beispiel ist das Bedürfnis nach körperlicher oder emotionaler Nähe. Eine Nichterfüllung führt unweigerlich zu einer seelischen Verkümmerung; auch ein

Aufschieben, d.h. eine zeitliche Verzögerung schadet. Ein Kind, das von der Schaukel fällt, muss sofort getröstet werden und nicht etwa zunächst abgewiesen und erst einige Stunden später besänftigt werden. Ein Kind, das jetzt das Bedürfnis nach ein paar Streicheleinheiten hat, muss unmittelbar in den Arm genommen werden. Es nimmt Schaden, wenn es abgewiesen wird, selbst wenn die Eltern es später umso länger streicheln würden. Wenn ein Vater beispielsweise sagt, er könne jetzt nicht, er rede gerade mit dem Besuch oder eine Mutter z.B. sagt, sie müsse erst zu Ende Staub wischen, bevor sie wieder für das Kind da sein könne, bedeutet dies eine lieblose Abweisung des Kindes. Vor nicht allzu langer Zeit war es angesagt, in der Erziehung die Liebe zu dosieren und auch Fehlverhalten mit Liebesentzug zu strafen. Traurige, kranke, ängstliche und verunsicherte Kinder waren die Folge dieser Grausamkeit. Als könnte Liebe portioniert werden! Es ist wichtig und richtig, dass Eltern Ihrem Kind ohne Aufschub geben, was es wirklich nötig braucht.

Liebesentzug gehört zum ›emotionalen Missbrauch‹, der im Gegensatz zum körperlichen zwar keine sichtbaren Wunden hinterlässt, aber sich ebenso schädlich auf die Persönlichkeitsentwicklung des Kindes auswirken kann.

Werden wichtige Bedürfnisse eines Kindes gar mit Gewalt zurückgestellt oder nicht erfüllt, ist der angerichtete Schaden extrem. Drohungen, Gewalt oder andere Formen der Bestrafung sind nie ein angebrachtes Mittel in der Kindererziehung.

Was ein Kind nötig braucht, müssen die Erziehungsberechtigten unbedingt erfüllen. Ansonsten nimmt es Schaden. Genauso wie der erwachsene Mensch seinem Körper unerlässlich geben muss, was dieser nötig braucht. Ansonsten wird er krank werden.

Die Kunst, zwischen echten Bedürfnissen und bloßen Wünschen zu unterscheiden, ist für viele Eltern, die als Kinder selbst misshandelt wurden, eine große Herausforderung. Manche tun sich dabei unvorstellbar schwer. Dabei müssten sie nur auf die Reaktion ihrer Kinder achten, ob eine eventuelle Nichterfüllung beim Kind auf richtig große Widerstände stößt oder durchaus toleriert werden kann – und dies selbstverständlich von Beginn des Lebens an, bevor überhaupt Probleme entstehen. Dazu gehört freilich ein großes Maß an Verständnis, Empathie und Fürsorge. Und die wenigsten haben dies als kleine Kinder selbst erfahren dürfen. Daher wundert es wenig, dass das vielen Eltern so schwer fällt.

Terrorentstehung

Ob die Beziehung zum Kind ein gutes Miteinander wird, hängt nur von den Eltern ab, wie sie mit ihm umgehen und was sie ihm in der Gemeinschaft des Alltags beibringen. Ein Kind, das mit Respekt und Würde behandelt wird, wird Respekt lernen; eines, mit dem fürsorglich umgegangen wird, erlernt die Fürsorge. Ein anderes, das bevormundet und geschlagen wird und in dessen Familie Unterdrückung herrscht, lernt diese Gewalt und wird aggressiv werden. Muss es das eigene Aggressionspotential dann seinerseits zunächst unterdrücken, weil dies nur als Recht z.B. dem Vater oder den Erwachsenen vorbehalten ist, schlummern gewaltige kämpferische Eindrücke in ihm. Im schlimmsten Fall wird der junge Mensch zu einer tickenden Zeitbombe, die irgendwann im Leben explodieren kann. Bei den späteren Opfern handelt es sich dann lediglich um Platzhalter, um Stellvertreter der am Anfang des Lebens gespeicherten Unterdrückung. Sündenböcke sind natürlich schnell gefunden. Manch eine Weltanschauung eignet sich geradezu für ein solches Ventil. Dadurch wird eine gewaltvolle Erziehung in einzelnen Schichten oder auch Kulturkreisen zu einem globalen gesellschaftlichen Problem, das wir uns nicht mehr leisten können. Es ist an der Zeit, diese Dynamik zu durchschauen, einzugreifen und sie zu verändern. Dadurch könnte viel Unheil vermieden werden.

Zu solch einem Werdegang gehört freilich ein extrem großes Maß an Unterdrückung in der Erziehung. Hier und da ein

Klaps wird wohl nicht geeignet sein, eine „Zeitbombe“ heranzuziehen. Wobei wir natürlich beachten müssen, dass jeder Mensch und somit auch jedes Kind unterschiedliche Eigenschaften und Abwehrmöglichkeiten in seiner Entwicklung hat. Eine exakte Vorhersage, welche Gewalterfahrung welche Gewaltweitergabe nach sich zieht, kann es nicht geben.

Doch auch geringe, sozusagen tolerable Gewalt in der Erziehung schadet. Wir sollten sie nicht mehr tolerieren. Seit den Veröffentlichungen der Forschungsarbeiten von Dr. Bruce Perry[11] wissen wir, dass sich das Gehirn von in den ersten drei Jahren geschlagenen Kindern anders entwickelt als das einer Vergleichsgruppe. Die Konzentration der Überträgerstoffe im Dopamin- und Serotoninhaushalt verändert sich – wahrscheinlich zum Schutz vor den Auswirkungen der Gewalterfahrungen. Auch die Arbeit von William J. Cromie, veröffentlicht in der Harvard Gazette unter dem Originaltitel „Childhood abuse hurts the brain“[12], zeigt, inwieweit Persönlichkeitsstörungen, spätere Depressionen und Angsterkrankungen mit den einst erlittenen Kindesmisshandlungen in Zusammenhang stehen.

In der Alltagswelt geht es den Eltern aber nicht um derart weitreichende Folgen für die Zukunft. Wenn sich das Kind anziehen soll, seine Spielsachen aufräumen, zu Bett geschickt werden soll u.v.m., denkt niemand daran, irgendwelchen späteren Erkrankungen vorbeugen zu können oder gar das

[11] Dr. Bruce Perry, Houston, *The Real Crisis of Katrina*
[12] William J. Cromie, Harvard Gazette Staff, *Childhood abuse hurts the brain*

Heranwachsen eines Amokläufers oder eines Selbstmordattentäters zu verhindern. Nein, es geht um das Alltagsgeschehen, um das Jetzt, Hier und Heute.

Dabei haben es ungeduldige, strenge Eltern wesentlich schwerer, weil die Ungeduld, die damit verbundene Auseinandersetzung und der folgende Streit immer wieder einmal eskalieren. Ein harmonisches Familienleben sieht anders aus.

Die Weichenstellung für oder gegen ein liebendes, respektvolles Miteinander legen die Erziehenden von Anfang an fest. Sehr früh entscheidet sich, ob Eltern sich später mit ihren Kindern eher reiben, ständig taxieren, streiten und gegenseitig ausspielen, um eigene Interessen jeweils durchzusetzen. Und meist wird der einmal eingeschlagene Weg ständig verfestigt und eingehalten. Gegenseitige Rücksichtnahme und freiwilliges Verzichten, sobald man erkennt, dass dem anderen eine Sache sehr viel bedeutet, wird nur in Familien gelebt, bei denen zu Beginn schon eine Atmosphäre des Entgegenkommens und der Behutsamkeit dem Säugling gegenüber herrscht und auch beibehalten wird. Diese Entscheidung treffen die Eltern, nicht die Kinder.

Weibliche Beschneidung

Eltern müssen sehr vieles für ihre Kinder bestimmen. Meist werden sie dabei vom eigenen Erlebten und auch von gesellschaftlichen Vorgaben geleitet. Gewalt im Umgang mit Kindern ist weit verbreitet – in allen Schichten und allen Kulturkreisen. Nach außen erscheinen diese Familien deswegen häufig als völlig normal.

Aber kleine Kinder werden nicht nur durch wiederholte Schläge und dergleichen grausam traktiert. Auch Einzelhandlungen im Dienste moralischer, religiöser oder sonstiger kultureller Vorgaben können geradezu barbarisch sein. Hierzu zählt beispielsweise die weibliche Beschneidung kleiner Mädchen, die v.a. auf dem afrikanischen Kontinent ohne medizinische Indikation durchgeführt wird. Meist geschieht dies ohne Betäubung und mit unsterilen Werkzeugen, wie z.B. einfachen Scheren oder Rasierklingen.

Bei der ›weiblichen Beschneidung‹ handelt es sich um eine Verstümmelung des äußeren Genitals beim femininen Geschlecht. Dabei werden vier Typen unterschieden. Bei Typ I wird die ›Klitoris‹, d.h. der Kitzler, entfernt; bei Typ II handelt es sich um die zusätzliche Entfernung der inneren Schamlippen; Typ III, auch ›Infibulation‹ genannt, ist eine Verengung der Scheidenöffnung durch Aufschneiden der inneren und äußeren Schamlippen verbunden mit einem engen Zusammenfügen der entstandenen klaffenden Wunde und stellt damit die radikalste Form der Beschneidung dar. Unter Typ IV werden alle anderen Praktiken erfasst, die nicht in die drei ersten Typen einzuteilen sind.

Nach Schätzungen aufgrund von Datensammlungen der letzten Jahre weisen 10 bis 20 % der beschnittenen afrikanischen Mädchen und Frauen Genitalveränderungen nach Typ III auf. Auch wenn insgesamt die Beschneidungsquote leicht zurückgeht, erleiden in einzelnen Staaten immer noch 90 % der Mädchen eine Beschneidung, wobei der Anteil an Beschneidungen nach Typ III zunimmt.[13]

Die Folgen sind gravierend. Aufgrund der unzureichenden hygienischen und technischen Gegebenheiten kann es bereits während des Eingriffs zu akuten Komplikationen kommen, wie dies bei jedem chirurgischen Eingriff unter diesen Bedingungen möglich ist. An erster Stelle sind ein hoher Blutverlust und Infektionen zu nennen, die beide zum Tod führen können.

Langfristige Komplikationen sind eine deutlich eingeschränkte Sexualität, Komplikationen bei der Geburt und Unfruchtbarkeit.

Durch Entfernung von hochsensiblem Gewebe wird die Lustempfindung der Frau deutlich reduziert und dementsprechend auch die Fähigkeit, einen Orgasmus zu erleben. Durch Verengung des Scheidenvorhofes und entsprechende Narbenbildung kommt es meist zu Schmerzen beim Geschlechtsverkehr.

---

[13] WHO (2008), *Eliminating FGM*

Häufig ist ein Eindringen des Penis gar nicht möglich, so dass die Männer ihre Frauen in der Hochzeitsnacht erneut aufschneiden müssen. Manchmal dauert es Tage bis Monate, bis die Verengung so weit gedehnt ist, dass der Geschlechtsakt normal und schmerzfrei vollzogen werden kann.

Zusammenhänge zwischen Beschneidungsgrad und Komplikationen bei der Geburt ergab eine von der WHO (World Health Organisation) im Jahre 2006 veröffentlichte Studie an 28 373 Schwangeren in Afrika[14]. Die negativen Auswirkungen wie Blutverlust, verlängerte Geburt mit entsprechender Mütter- und Säuglingssterblichkeit waren bei allen beschnittenen Frauen tendenziell und bei Typ-III-Beschnittenen signifikant erhöht.

Wenn ein nach Typ III beschnittenes Mädchen durch Zwangsheirat sehr früh schwanger wird, z.B. im Alter von ca. 10 Jahren, ergeben sich häufig weitere Komplikationen in Form von Fistelbildungen bei der Geburt. In diesem jungen Alter ist der Körper und damit die Größe des Geburtskanals noch nicht vollends ausgebildet und das Gebären dauert länger. Wenn das Köpfchen des Kindes dann feststeckt, kann der Geburtsvorgang stocken und das umliegende Gewebe wird durch den Druck derart geschädigt, dass es abstirbt. Auch wenn das Kind noch durch die Scheide geboren wird, ist das Gewebe nicht mehr zu retten und es kommt zu einer Öffnung zwischen Scheide und Blase oder zwischen Scheide und Darm. Auch

---

[14] WHO, *Female genital mutilation and obstetric outcome: WHO collaborative prospective study in six African countries*

kann es vorkommen, dass das Narbengewebe während des Geburtsvorganges nur wenig nachgibt und zum Darm hin einreißt. Der Säugling wird dann durch den Darmausgang geboren. Bei beiden Vorgängen entsteht in der Folge die sogenannte ›Geburtsfistel‹. Diese stellt eine offene Verbindung zwischen Scheide und Blase oder zwischen Scheide und Darmausgang dar. Dadurch können die Frauen ihre Ausscheidung nicht mehr kontrollieren, riechen ständig und werden von der Gemeinschaft ausgestoßen.

Catherine Hamlin, eine 85-jährige Frauenärztin, nahm sich dieser armen Frauen an und operiert uneigennützig Geburtsfisteln in Afrika. Dafür erhielt sie im Jahre 2009 den sogenannten alternativen Nobelpreis, den Right Livelihood Awards. Das von ihr im Jahre 1974 gegründete Krankenhaus Addis Ababa Fistula Hospital in Äthiopien lebt von Spendengeldern und ist bis heute die weltweit einzige auf die Behandlung von Geburtsfisteln spezialisierte Einrichtung und gilt als bedeutendes Ausbildungszentrum für die Fistelchirurgie[15].

Eine weitere Komplikation der Beschneidung – wieder v.a. bei Typ III – stellt das signifikant erhöhte Risiko der Unfruchtbarkeit dar. Mit diesem Argument hoffen viele Beschneidungsgegner den Glauben vieler Afrikanerinnen widerlegen zu können, die meinen, nur eine beschnittene Frau könne eine gute Mutter werden.

---

[15] Australian Women's History – Dr Catherine Hamlin OA

Doch eben solche Mythen und die dazugehörige Tradition stellen die stärkste Rechtfertigung und Befürwortung der Beschneidungspraxis in Afrika dar.

Daneben spielt die gewünschte Unterdrückung der weiblichen Sexualität eine große Rolle. Auf diese Weise soll die voreheliche Jungfräulichkeit und die Treue in der Ehe auf einfache Weise sichergestellt werden.

Eine religiöse Motivation zur weiblichen Beschneidung gibt es bei Menschen der unterschiedlichsten Glaubensrichtungen, in erster Linie bei Muslimen, aber auch bei Christen, Juden und Anhängern traditioneller Religionen. Nach einem Aufruf der koptischen Kirche im Jahre 2001, wonach die Beschneidung der Mädchen unchristlich sei, wurde die Praxis unter den ägyptischen Kopten beinahe vollständig beendet.

Der Koran erwähnt weder die Beschneidung beim weiblichen noch beim männlichen Geschlecht. Die religiöse Legitimation erfolgt unter Berufung auf einige ›Hadithe‹ im Islam, d.h. Aussprüche, die dem Propheten Mohammed zugeschrieben werden. Ein diesbezüglicher Hadith gilt allerdings als ›daif‹, d.h. als schwach. Unter den Muslimen gibt es deswegen auch Gegner der weiblichen Beschneidung, die ihrerseits mit Koranversen argumentieren.

Im Jahre 2006 fand auf Initiative des Menschenrechtsaktivisten und Survival-Experten Rüdiger Nehberg eine internationale Konferenz von Islam-Gelehrten in der al-Azhar-Universität Kairo statt, eine der angesehensten Bildungsinstitutionen der islamischen Welt, unter Führung des ägyptischen Großmufti Ali Gum'a, der als einer der renommiertesten lebenden Gelehrten des traditionellen Islam gilt. Die Gelehrten beschlossen in einer Fatwa, dass die Beschneidung weiblicher Genitalien nicht mit der Lehre des Islam zu vereinbaren sei. Eine ›Fatwa‹ ist ein islamisches Rechtsgutachten, das allerdings nicht bindend für alle Muslime ist.

Auch viele internationale Organisationen wie beispielsweise Unicef und WHO streben die vollständige Abschaffung der weiblichen Beschneidung an. Von diesem Zustand sind wir allerdings noch weit entfernt.

Es erweist sich als äußerst schwer, gegen die Tradition anzukämpfen. In einer Sippe, in der seit Menschengedenken praktisch alle Frauen beschnitten werden, nehmen die Menschen an, es handele sich dabei um etwas Gutes, ja sogar um etwas absolut Notwendiges.

Weit verbreitete Einstellungen werden selten hinterfragt. Die eigenen Eltern, die letztlich dafür verantwortlich sind, werden in Schutz genommen. Allerdings ist die Schonung der Eltern und Ahnen für die Gesundheit der kleinen afrikanischen Mädchen fatal; denn genau dadurch bleibt alles beim Alten. Uns Bewohnern der westlichen Welt kommen die Gründe für diese Beschneidungen völlig absurd vor. Manche können es gar nicht glauben, wie sich diese Praktiken halten können. Doch wir sind ja auch nicht betroffen. Wir können das Problem mit Abstand als Außenstehende betrachten. Und genau dies sollten wir ab und zu bei unseren eigenen Problemen versuchen. Welchen Sinn z.B. eine strenge Erziehung bei einem kleinen, schutzbedürftigen Kind macht, hinterfragen die wenigsten. Die meisten nehmen lieber ihre eigenen Eltern in Schutz. Viele denken sich nicht das Geringste dabei, wenn sie bei uns auf der Straße eine Mutter sehen, die ihr Kind schlägt.

Es geht nicht darum, einzelne Eltern oder die Elternschaft im Allgemeinen anzuprangern, zu verurteilen oder zu bestrafen, wenn sie sich ungeduldig oder unangemessen ihren Kindern gegenüber verhalten. Jedoch ist es uns heute dank der demokratischen Entwicklungen der letzten Jahrzehnte und der gewonnenen Unabhängigkeiten in Bezug auf Meinungsäußerung und Pressefreiheit erlaubt, die Ursachen und gravierenden Folgen von Fehlverhalten aufzuzeigen, wenn nötig auch bei Eltern und Ahnen. Dies ist noch nicht sehr verbreitet. Die meisten Menschen scheuen sich, ihre Vorfahren anzuklagen, selbst wenn deren Verhalten Unheil brachte. Dieses Thema ist immer noch ein Tabu.

Der Ahnenkult, über Jahrtausende geübt, hilft uns heute nicht weiter. Eine Schonung der Eltern, die beispielsweise das kleine afrikanische Mädchen haben beschneiden lassen, nützt nichts. Dadurch wird dieser Brauch weiterhin verharmlost und in den nächsten Generationen immer aufs Neue angewendet. Die nächsten kleinen Mädchen werden verstümmelt und ihrer Sexualität beraubt.

Eltern nicht verteufeln, aber Grausames erkennen und beenden, das sind die Zeichen unserer Zeit. Ohne Beschönigung Ursachen aufzeigen und die zum Teil schrecklichen Folgen benennen, das ist die Aufgabe, der wir uns zu stellen haben.

Es ist eben kein unabwendbares Schicksal per se, wenn die junge afrikanische Mutter bei der Geburt eines ihrer Kinder stirbt, weil sich durch die Beschneidung vor z.B. 10 oder 15 Jahren ein Narbengewebe in ihrem äußeren Genitalbereich gebildet hat, das bei weitem nicht mehr so dehnbar ist wie gesundes, unverletztes Gewebe. Es ist ein allein durch den Akt der Beschneidung vorbestimmtes Unglück, wenn sie verblutet, weil ihre vernarbte Scheidenwand während der Geburt ihres Kindes zerreißt.

Es ist auch kein Schicksal der Natur, wenn das Neugeborene kurz nach der Entbindung stirbt, weil die Geburt durch das Narbengewebe hindurch so lange gedauert hat. Das ist von Menschenhand gemacht, von den nächsten Angehörigen verursacht worden, zu einem Zeitpunkt vor z.B. 10 oder 15 Jahren, als die Mutter dieses Neugeborenen beschnitten wurde.

Verbesserte hygienische Bedingungen, ein besserer Zugang zu stationärer Entbindung, allgemein eine bessere medizinische Versorgung oder viele weitere solcher Maßnahmen alleine werden diesem Kontinent nicht die gewünschten Ergebnisse bringen. Die WHO ruft zu Spenden auf und kämpft gegen die Mütter- und Säuglingssterblichkeit in Afrika. Der Gynäkologe Dr. Werner Harflinger treibt den Aufbau einer Geburtshilfestation in der ostäthiopischen Wüste voran[16]. Das ist ehrenvoll und wichtig, aber es wird keinen bahnbrechenden Erfolg bringen, solange weiterhin Millionen von beschnittenen Frauen ihre kleinen Töchter zu den Beschneiderinnen bringen. Sie tun das, was alle schon immer taten und rächen sich auf diese Weise für die selbst erlittene Qual an ihren Kindern, ohne dies zu erkennen. Erst wenn sie den Mut aufbringen zu verstehen, wie entsetzlich, wie fatal und wie falsch die eigene Verstümmelung war, und dabei ihre Mutter nicht mehr schonen müssen, erst dann ist es ihnen möglich, ihren Töchtern das gleiche Leid zu ersparen.

Dass die Natur das weibliche wie das männliche Genital sehr gut beschaffen hat und der Mensch ohne Not nichts daran herum schneiden muss, ist für Unbeteiligte eine Selbstverständlichkeit.

Für Personen aus der westlichen Welt sind die klaren Zusammenhänge zwischen weiblicher Beschneidung und Geburtsschwierigkeiten leicht zu sehen, weil wir nicht betroffen sind, in dieser Hinsicht nicht gelitten haben und nichts verdrängen mussten. Für afrikanische Frauen ist es sehr schwer zu glauben, dass die Beschneidung gerade keine bessere Mutter aus einer Frau werden lässt, sondern vielmehr die Empfängnis herabsetzt und die Geburt erschwert. Es wurde doch immer überliefert und alle behaupten, dass zur Heiratsfähigkeit und zu einer guten Mutterschaft die Beschneidung eine Vorbedingung ist. Und sie selbst wurde doch auch wie viele, viele

[16] Ärzte Zeitung, Ausgabe 228 vom 14.12.10

andere Frauen vor und mit ihr beschnitten. Dann kann und darf es doch nicht derart verkehrt sein. Die erlittene, ins Unbewusste verdrängte Qual muss sich doch gelohnt haben. Es muss doch einen Sinn gehabt haben. Es kann gar nicht so sehr geschadet haben. Das darf einfach nicht wahr sein – also wird auch die eigene Tochter beschnitten.

Dies sind die gleichen Gedankengänge und Argumentationen, die westliche Bürger benutzen, wenn sie von ihrer eigenen Erziehung behaupten, die Schläge, die Bestrafungen oder das konsequente, harte Durchgreifen ihrer Eltern hätten ihnen genutzt und geholfen, bessere Menschen zu werden.

Selbstverständlich haben alle Eltern auch ihre guten Seiten, waren mitunter sehr liebevoll und zuvorkommend. Doch diese positiven Anteile haben die etlichen westlichen Patienten nicht vor der Depression geschützt und die vielen afrikanischen Mütter nicht vor dem Tod durch Geburtskomplikationen bewahrt. Es darf nicht darum gehen, mit den zweifellos vorhandenen guten Seiten die schrecklichen Folgen einer Untat ausgleichen oder entschuldigen zu wollen. Ansonsten wird sich nichts ändern. Hinter einer schönen Fassade kann oft viel Grausames versteckt werden.

Natürlich rächt sich die weibliche Beschneidung im späteren Leben der Frauen, auch wenn diese keine Ahnung haben, wie es ohne Beschneidung wäre, v.a. wie sich ein normales, natürliches, unbeschnittenes Sexualleben anfühlt.

Das menschliche Gewebe versucht so gut es geht zu heilen. Bei großem Defekt ist dies leider nur unter Narbenbildung möglich. Es ist nicht die Schuld des Körpers, wenn die Frauen bei der Geburt verbluten, sondern es ist die Schuld derer, die sie als kleines Kind haben beschneiden lassen.

Männliche Beschneidung

Gegenüber der weiblichen Beschneidung mit ihren katastrophalen Folgen für die Gesundheit stellt die männliche Beschneidung einen weniger gravierenden Eingriff dar. Harmlos ist er indes auch nicht. Ich persönlich bin dafür, den Wunsch vieler Eltern nach einer Beschneidung ihres kleinen Sohnes zu hinterfragen und zu kritisieren, falls keine medizinische Indikation vorliegt. Weshalb sollte die männliche Beschneidung kein körperverletzender Eingriff sein? Meist spielt auch hier bei den Eltern die religiöse Motivation eine Rolle oder die Tatsache, selbst beschnitten zu sein. Genauso wie die afrikanischen Mütter rächen sich viele beschnittene Väter auf diese Weise für den Verlust ihrer Vorhaut – stellvertretend an ihren Kindern, ohne dies zu erkennen. Die Tatsache, dass dieser kultische Brauch so verbreitet ist, kann heutzutage keine Entschuldigung mehr sein und macht das Ganze auch nicht besser. Einfach nicht darüber nachzudenken nützt genauso wenig.

Selbstverständlich ist die männliche Beschneidung kein harmloser Eingriff ohne Infektionsgefahr und Folgen für Gesundheit, Psyche und das spätere Sexualleben. Bei der ›Zirkumzision‹, d.h. der Entfernung der männlichen Vorhaut am Penis, wird ohne Not hochsensibles Gewebe entfernt. Die Eichel verhornt in der Folgezeit, was weiteren Sensibilitätsverlust mit sich bringt. Eine echte medizinische Indikation fehlt meistens. Diese ist äußerst selten und nur gegeben z.B. bei störenden Vernarbungen nach Infektionen oder bei akuten, schweren Verletzungen. Eine ›Phimose‹, d.h. eine Vorhautverengung, stellt meines Erachtens keine Indikation dar. Denn eine Phimosenoperation kann durchaus vorhauterhaltend durchgeführt werden – mittels einfachem Längsschnitt und einer Quernaht. Bei den meisten Vorhautverengungen, häufig einhergehend mit gelegentlichen Entzündungserscheinungen, kann mit einer Operation ohnehin bis zum Eintritt der Pubertät abgewartet werden.

Da in Deutschland viele Wunsch-Zirkumzisionen aus kulturellen Gründen auf Krankenkassenkosten mit der Scheinindikation „Phimose" durchgeführt werden, wurden in letzter Zeit Stimmen gegen diese Praxis laut. In diesem Zusammenhang wurde von der Kassenärztlichen Vereinigung Bremen und einzelner ärztlicher Landesverbände eine Kampagne mit Aufklärungsflyern ins Leben gerufen. Die sogenannte Bremer Richtlinie gegen Wunsch-Zirkumzisionen[17] wurde im Mai 2010 vorgestellt.

Dabei dreht es sich hauptsächlich um die Frage der Finanzierung; der elterliche Wunsch nach einer Beschneidung des Sohnes an sich wird nicht kritisiert. Mein konkreter Vorschlag gegen Wunsch-Zirkumzisionen auf Kassenkosten ist jedenfalls die generelle Anwendung der o.g. vorhauterhaltenden Operationstechnik bei Phimosen. Zirkumzisionen im Kindesalter sollten meiner Meinung nach bei der Diagnose Phimose gar

[17] KVHB, Presseinformation vom 05.05.10

nicht durchgeführt werden. Dass dies in Deutschland immer noch sogar auf Kassenkosten erfolgt, ist ein Unding.

Kulturelle Gründe werden gerne mit der Argumentation der Hygiene untermauert. Doch eine solche Begründung schlägt in meinen Augen fehl: Entweder wäscht sich ein Mann oder er wäscht sich nicht. Deshalb muss man dem Buben doch nichts abschneiden!

Auch die moralische Rechtfertigung der Masturbationsverhinderung durch die Beschneidung greift kurz. Es verhält sich nicht so, dass durch den Verlust der Vorhaut und den damit einhergehenden gestörten Gleitablauf darauf verzichtet würde. Die meisten beschnittenen jungen Männer verwenden hierzu entsprechende Hilfsmittel, z.B. Cremes.

Und die späteren Sexualpartnerinnen und Ehefrauen sind ebenfalls auf viel Gleitmittel angewiesen, was mit zunehmendem Alter der Paare immer problematischer wird.

Durch die verminderte Sensibilität des Penis wird der Geschlechtsakt verlängert. Diese Problematik verschärft sich ebenfalls im Alter. Beschnittene Männer benötigen früher Potenzmittel und stellen ihre sexuelle Aktivität deutlich früher ein als unbeschnittene Männer.

Dass diese logischen Folgen nicht gesehen werden wollen, hängt von der rechtfertigenden Entlastung ab, die für viele sehr wichtig ist. Der Eingriff muss gut gewesen sein und seinen Sinn gehabt haben! Die Einsicht, dass die Beschneidung gegen die Natur ist und sexuelle Einschränkungen mit sich bringt, ist für viele nur schwer zu ertragen.

Aus diesem Grund wird häufig vorgegeben, Beschneidung bedeute längeren und damit besseren Sex. Dass sich der beschnittene Mann durch die Sensibilitätsminderung nur mehr abmühen muss und dadurch länger bis zum Orgasmus braucht, wird verschwiegen. Diese Schwierigkeit wird mit zunehmendem Alter und nachlassender Potenz immer problematischer. Dass beschnittene Männer bessere Liebhaber wären, erinnert sehr an die Argumentation, eine beschnittene Frau sei eine bessere Mutter.

Doch der Körper lügt nicht. Er versucht so gut er kann, die Verletzungen zu reparieren und auszugleichen. Aber ein unverletzter Körper kann in jedem Fall besser funktionieren.

Hypochondrie

Unser guter Freund Körper meldet sich, wenn etwas stört, uns schadet oder wir uns gesundheitsschädlich verhalten. Wir können ihm getrost vertrauen. Wenn wir ihn dann verstehen und auf ihn achten, sind wir vor manchem Ungemach geschützt.

Schmerzen dürfen wir stets als Schädigung irgendeiner Art ernst nehmen. Schläge und Beschneidung tun weh. Unser Körper teilt sich mit. Darauf dürfen wir vertrauen. Allerdings sollten wir umgekehrt auch nicht laufend in uns hinein horchen, ob unser Körper wohl irgendwelche Signale sendet. Eine solche ständige Aufmerksamkeit oder sogar Angst ist kontraproduktiv. Vertrauen Sie Ihrem Körper! Er meldet sich rechtzeitig. Wir brauchen nicht ängstlich in uns hinein zu lauschen. Das hält uns nur vom Leben ab. Es ist nicht nur überflüssig, es ist sogar gefährlich, weil wir dann die wirklichen Zeichen nicht mehr verstehen. Viele Patienten, die nur auf kranke Äußerungen ihres Körpers warten, finden sie irgendwann fälschlicherweise auch, weil sie dazu neigen, vielerlei Signalen zu viel Beachtung zu schenken. Sie interpretieren ständig völlig normale und harmlose Körperreaktionen als krankhafte Symptome, als Ausdruck einer schweren Erkrankung. So kann beispielsweise ein Völlegefühl nach einem opulenten Mahl als Anzeichen einer bösartigen Erkrankung angesehen werden. Es handelt sich dann um ›Hypochonder‹, sogenannte eingebildete Kranke. Solche Übertreibungen sind – wie so oft – nicht mehr gesund. Es handelt sich hierbei um eine eigenständige Krankheit. Die Patienten glauben zum Beispiel ständig, schwer herzkrank zu sein, obwohl sie ein völlig gesundes Herz haben. Sie leben in permanenter Angst vor einer Herzattacke und können sich derart hineinsteigern, dass der Puls und der Blutdruck tatsächlich ansteigen. Diese Symptomatik bestärkt wiederum ihre Vermutung und somit ihre Angst. Sie sind natürlich dennoch völlig herzgesund. Ihr Organ Herz erleidet keineswegs einen Infarkt oder ähnliches, nur weil sie es befürchten. Doch sie leiden sehr. Auch soziale Schwierigkeiten sind vorprogrammiert. Wer nimmt schon jemanden ernst, der ständig über eine Krankheit jammert, die er dann doch nicht hat. Die ersten Male wird er wohl noch bemitleidet. Spätestens nach wiederholten unauffälligen Befunden bei ärztlichen Untersuchungen wird er abgewiesen werden. Man hat ja schließlich seine eigenen, viel gewichtigeren Probleme. Nein, Hypochondrie hilft wirklich nicht weiter. Ein gesundes Maß an Gesundheitsvorsorge ist dagegen schon sinnvoll und angebracht. Deshalb nehmen Sie ruhig an den empfohlenen Vorsorgeuntersuchungen teil! Damit tun Sie sich einen großen Gefallen. Darüber hinaus vertrauen Sie sich selbst und Ihrem Körper! Er wird sich mitteilen. Die Kunst heißt dann natürlich noch, seine Symptome richtig zu erfassen.

Unser Freund

Den eigenen Körper zu verstehen und auf ihn zu hören, ist eine wenig verbreitete Gabe. Dabei ist unser Körper unser bester Freund. Zusätzlich haben wir glücklicherweise auch noch einen präzise arbeitenden Verstand als wertvolle Richtschnur und unsere vielfältige Gefühlswelt als einen unschätzbaren Wegweiser. Damit ausgerüstet und dies sinnvoll eingesetzt kommen wir wunderbar durch die Klippen des Lebens.

Glossar

Adipositas S. 41
Amenorrhö S. 56
Anorexia nervosa S. 43
Bulimie S. 45
Daif S. 91
Diabetes mellitus S. 56
Disposition S. 48
Eigenreflex S.12
Emotionaler Missbrauch S. 82
Fatwa S. 92
Fremdreflex S. 11
Geburtsfistel S. 90
Habituation S.12
Hadithe S. 91
Helfender Zeuge S. 17
Hypochonder S. 102
Infibulation S. 87
Klitoris S. 87
Kornealreflex S.11
Libido S. 56
Melanom S. 61
Phimose S. 99
Potenz S. 56
Reflex S. 11
Saugreflex S. 9
Signifikant S.57

Literaturverzeichnis

Australian Women's History Forum (2011) – Dr Catherine Hamlin OA

Ärzte Zeitung, Ausgabe 189 vom 19.10.10

Ärzte Zeitung, Ausgabe 228 vom 14.12.10

Bateson, Gregory (1972), *Ökologie des Geistes*, Frankfurt: Suhrkamp

BGH, Urteil vom 16.3.2006 – 4 StR 536/05

Cromie, William J. (2003), *Childhood abuse hurts the brain* USA: Harvard Gazette Staff

Der Brockhaus Psychologie (2001), *Fühlen, Denken und Verhalten verstehen*, Mannheim: F. A. Brockhaus

Diabetes aktuell (2007); 5 (6): S. 247 – 254

Diehlmann, Anke (2006), *Bitte ... keine Gewalt, Was Gewalt aus Kindern machen kann,* Frankfurt: R. G. Fischer Verlag

Freud, Anna (1964), *Das Ich und die Abwehrmechanismen*, München: Kindler (Geist und Psyche 2001)

Freud, Sigmund (1992), *Das Ich und das Es. Metapsychologische Schriften*, Frankfurt: Fischer (Tb.)

Freud, Sigmund (2000), *Zur Psychopathologie des Alltagslebens*, Frankfurt: Fischer (Tb.)

KIGA (2008), *Die Hölle mitten im Garten Eden* oder *Wie ich mir meine gestohlene Seele zurück holte*

KVHB, Presseinformation vom 05.05.10

Lorenz, Konrad (2003), *Das Jahr der Graugans*, München: Piper

Leuphana Universität Lüneburg, DAK (2010), *Alkoholkonsum von Schülerinnen und Schülern. Konsumgewohnheiten und Einflussfaktoren*

März, Maria (2009), *Depression ade,* St. Ottilien: EOS-Klosterverlag

Miller, Alice (1983), *Am Anfang war Erziehung,* Frankfurt: Suhrkamp

Miller, Alice (1979), *Das Drama des begabten Kindes,* Frankfurt: Suhrkamp

Miller, Alice (2005), *Die Revolte des Körpers,* Frankfurt: Suhrkamp

Miller, Alice (2004), *Evas Erwachen,* Frankfurt: Suhrkamp

Miller, Alice (2009), *Jenseits der Tabus,* E-Book

Perry, Bruce (2008), *The Real Crisis of Katrina*

Reich, Wilhelm (1971), *Die sexuelle Revolution*, Frankfurt: Fischer (Tb.)

Schmidt, Michael, Hobart (mut) (2010), *Dick als Kind – Diabetes und Hypertonie als Erwachsener*

WHO (2006), *Female genital mutilation and obstetric outcome: WHO collaborative prospective study in six African countries*

www.alice-miller.com

www.dr-diehlmann.de

www.destatis.de

www.who.int

Bitte … keine Gewalt

Was Gewalt aus Kindern machen kann

Dr. Anke Diehlmann

R. G. Fischer

ISBN: 978-3-8301-0976-1

Hausarrest und Fernsehverbot, Liebesentzug und Schläge galten lange Zeit als probate Mittel in der Kindererziehung. Heute weiß man jedoch, wie sehr Kinder unter dieser Gewalt leiden, mit Folgen bis ins Erwachsenenalter hinein. Dr. med. Anke Diehlmann hat in ihrer Sprechstunde immer wieder mit ehemaligen Opfern solch rigoroser Erziehungsmaßnahmen zu tun. Aber warum tun Eltern überhaupt Gewalt an? Wie gehen Kinder damit um und welche Schäden tragen sie davon? Auf diese Fragen sucht die Ärztin eine Antwort und rät allen Eltern: „Bitte … keine Gewalt“.

Depression ade

Wie Ihr Glaube Ihnen hilft

Maria März

EOS Verlag Sankt Otilien

ISBN: 978-3-8306-7342-2

Depressionen sind ein Symptom unserer Zeit. In den Industrienationen erkrankt etwa ein Viertel der Menschen an einer Depression. Der Patient kann sich seiner Umgebung erst wieder zuwenden, wenn er den Sinn für sich und sein Leben wieder gefunden hat. Bei dieser Suche kann dem Christen sein Glaube helfen. Dieses Büchlein ist als Anregung gedacht, sich mit der Krankheit und mit sich selbst auseinanderzusetzen.